原書名：最好的藥在餐桌上

舌尖上的藥方

原來廚房是美味的藥房

陳詠德◎著

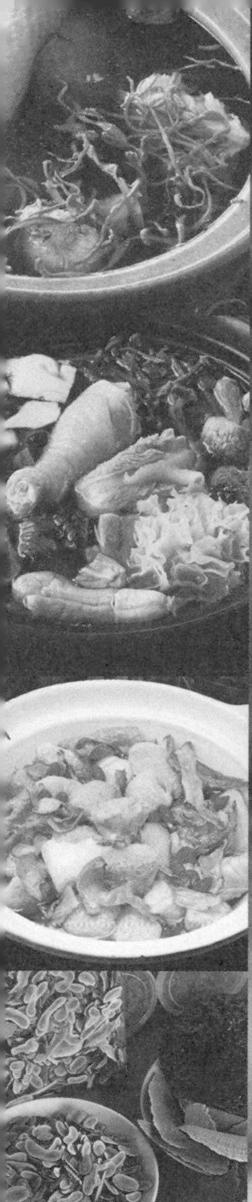

Food *as* Medicine

編輯寄語

請醫師開菜單

我很相信緣分，它就像一種冥冥中註定的力量，指引你遇到對的人、做對的事。初次見到陳詠德醫師，一種親切之感油然而生。陳老先生1940年出生在高雄市的一個中醫世家，雖已年過古稀，卻仍舊精神矍鑠、步履穩健、耳聰目這位臉型方正慈祥，整日笑口常開的杏林名家，將畢生的心血都用在了自己從事的中醫事業上。

當我問起陳老先生究竟用什麼方法祛病強身時，他毫無保留的把自己的「養生經」娓娓道來。「我們生病了，第一時間就會想到吃藥，最好的藥在哪裡呢？你也許會說是在藥局，其實你錯了，最好的藥在你的餐桌上。中醫歷來看重食療，並堅持『以食治疾，勝於用藥』的治病主張。這種治病方法注重的是對人體的日常調養，透過科學合理的飲食，不但可以充饑，還可以療病。更為重要的是，中醫食療沒有副作用，用之對症，病慢慢就會治癒，即使不對症，也沒什麼害處。」

「沒想到中醫竟是如此神奇！」陳老先生的一番話讓我倍感興趣。在我的印象中，中醫就是針灸、把脈、喝苦藥湯，醫生只是透過望、聞、問、切，就可以診斷下藥了，沒想到透過飲食也可以防病、治病。

陳老先生接著說道：「中醫主張辨證施治，在藥膳調理時針對不同的病症，開出的『菜單』是不一樣的。比如，治療消化不良，你可以用豬血200克，鮮火炭母60克做湯。此方適用於人們夏季悶熱、腸炎、消化不良、飲食積滯等症，有清熱解毒、消脹滿、利大腸的功效。但老年腸炎腹瀉者，只適合飲湯不宜食用豬血。針對你們上班族常見的胃潰瘍，可以經常食用『三七雞蛋羹』，將一個雞蛋打碎和適量的三七粉一起攪勻，隔水燉熟後，加入蜂蜜調勻即可服食。對於胃潰瘍引起的嘔吐噁心、胃脹打嗝和上腹疼痛有明顯療效……」

說起中醫食療，陳老先生有說不完的話。

經過初次愉快的接觸，慢慢地我和陳老先生成了忘年交，中醫食療也成了我們經常談論的話題。當我遇到身體有恙時，也會採用他開出的「菜單」來治病，每次都收到了很好的效果。特別讓我感動的是，透過食療，我多年來便秘的老毛病徹底治癒了。陳老先生認為我長期便秘的原因是由陰血不足、腸燥津枯引起的，便讓我經常喝松子核桃粥，就是把粳米100克、松子仁15克、核桃仁10粒放在一起熬粥食用。吃了一段時間後，便秘竟然治癒了，直到今天都沒有復發。

一次，在和同事談起關於食療方面的圖書選題時，我不由得眼前一亮：「何不把陳老先生開出的『菜單』結集成冊，以饗讀者？」主意打定之後，我特意找到陳老先生談了我的想法。沒想到陳老先生聽後當即表示同意，如他所說，傳播健康福音是自己多年的心願，有了這樣的機會當然不能錯過。於是，便有了寫這本書的想法和實踐。

在寫作的過程中，陳老先生對選擇食材、烹調方法、功效、能治什麼病，以及注意事項等均進行一一講述。但是在說明每種病症時，並沒有從中醫的角度去闡述，只是簡明扼要地進行瞭解釋，然後直奔主題——開列「菜單」，目的是讓讀者有的放矢，爭取一看就懂、一看就能用、一用就有效果。關於本書的書名，是陳老先生親自起的，他一直主張食療，認為最好的藥就在餐桌上，透過飲食調理可以祛病健身。

經過陳老先生兩年的創作整理，並且在出版社各位同仁的幫助下，這本書終於和廣大讀者見面了。至於本書的價值，相信每一位讀者都會有自己的評價。

前言　三分藥，七分養

當健康亮起紅燈時，我們在選擇堅強面對的同時，還要找到一條戰勝疾病的捷徑。中國傳統的藥膳食療就是很好的「克」病之道。透過名醫「把脈」，為你開出健康菜單，將苦口良藥變成可口佳餚，使你在享受美食的同時，起到祛病健身的功效。

人體的一些病症，除了用藥治療外，需要長時間的調養，所謂「三分藥，七分養」。而這木《舌尖上的藥方——原來廚房是美味的藥房》，就介紹了諸多病症的調養、預防和治療的飲食方法。此書是陳詠德老中醫在長期臨床的基礎上，根據科學配方，在中醫學辨證施治的理論指導下，針對兒科、婦科、內科和外科疾病，尤其是一些常見病和慢性病，開列出的藥膳菜單。一冊在手，相當於有一個居家藥膳師伴隨在你身邊。根據本書提供的中醫菜單，你可以對所患疾病，進行有針對性的、長時間的調養治療。

書中所介紹的食療方法，分類清晰、內容豐富、涵蓋面廣，適合各類疾病、各類口味和各種年齡段的人選用。藥膳中的食材和中藥原料，大多都是市場常見、易於購買和價格不高的日常用品，烹飪方法也是簡單易學。你可以將成本最低、療效最好的佳餚，轉換成治病良藥，吃出最棒、最健康的身體。

簡單通俗是本書的最大優點之一。

大家都知道中醫學中有很多難懂的術語，本書盡量將這些術語，變成通俗易懂的日常用語，讓讀者能看得懂、學得會。

如果你身心健康，透過本書可以知道如何吃才能永遠不得病。

如果你處於亞健康狀態，透過本書可以學會透過飲食調理來消除身體不適。

如果你身患疾病，透過本書可以針對具體病症用食療來加速康復。

把飲食變成良藥，既可調養身體，又能治療疾病，還可以避免減少服藥的麻煩和副作用，何樂而不為呢？

但需要說明的是，既然作為一種預防、治療和調理疾病的方法，食療並不能包治百病。對於一些疾病，患者應該先到正規醫院，請專家進行診斷治療，然後根據自己病情的具體情況，選擇有針對性的食療方法才行。

希望透過本書的學習，讀者可以更好地指導自己科學合理地飲食，來預防和配合治療疾病。這也是陳詠德老中醫美好的願景和所盡的一份綿薄之力。

目錄

編輯寄語……002
前言……004

第一章 食療名家說藥膳：良藥不苦口，佳餚可健身
第一節 藥膳名解……012
第二節 藥膳的分類……013
第三節 藥膳簡史……014
第四節 科學食用藥膳……018

第二章 兒科疾病的中醫食療菜單
第一節 食療治療寶寶乾咳……022
第二節 寶寶咳嗽的藥膳方……027
第三節 寶寶厭食的藥膳方……035
第四節 小孩過動症的飲食療法……043
第五節 小孩肺炎的中醫菜單及護理……047
第六節 幼兒病毒性心肌炎的藥膳方……053
第七節 小孩鵝口瘡症的藥膳方……058

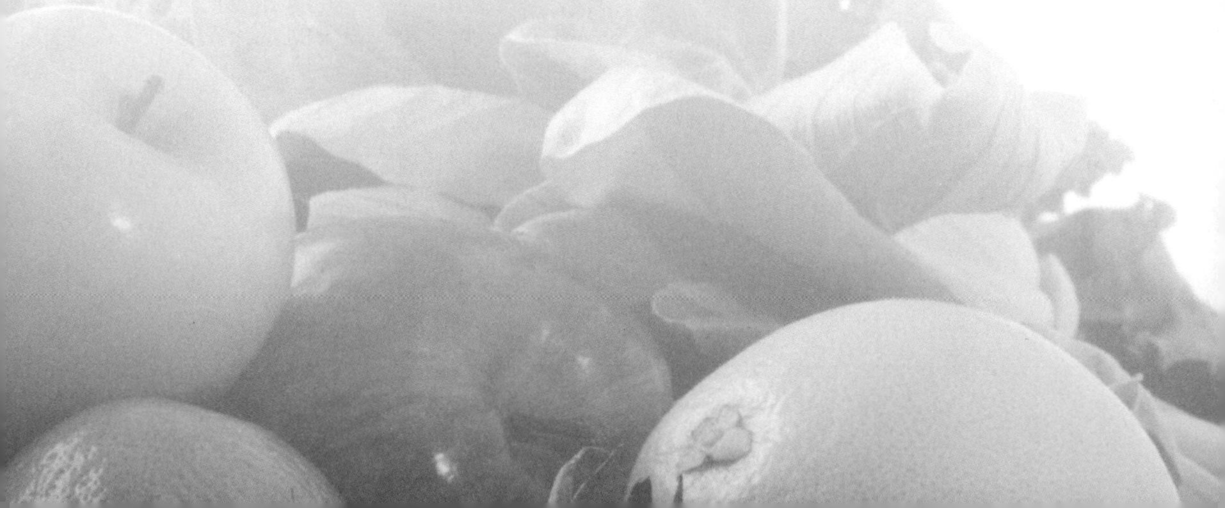

第八節　小孩水痘的藥膳方……061
第九節　小孩痲疹的藥膳方……068
第十節　小孩貧血藥膳方……075

第三章　婦科問題的中醫食療菜單

第一節　女性帶下的藥膳調理……086
第二節　閉經、月經不調和痛經的食療方法……091
第三節　女性崩漏的藥膳調理……118
第四節　妊娠貧血的藥膳調理……114
第五節　妊娠嘔吐的藥膳調理……120
第六節　妊娠水腫的食療方法……124
第七節　產後乳汁不足的食療方法……129

第四章　滋陰補陽的中醫食療菜單

第一節　補腎菜單及功效……136
第二節　壯陽滋補的食物……145
第三節　滋陰補腎的食物……149

第五章 腸胃疾病的中醫食療菜單

第一節 腸胃保養的基本要領……154
第二節 消化不良的藥膳調理……156
第三節 急、慢性腸炎的藥膳調理……164
第四節 潰瘍性腸炎藥膳調理……174
第五節 痢疾的飲食治療……182
第六節 便秘的藥膳調理……195
第七節 胃痛的食療方法……208
第八節 急性胃炎和慢性胃炎的藥膳調理……215
第九節 胃寒的食療方法……226
第十節 胃酸過多和胃酸過少的食療方法……230
第十一節 胃脹的食療方法……238
第十二節 胃下垂的藥膳調理……244
第十三節 胃潰瘍和十二指腸潰瘍藥膳調理……250
第十四節 胃癌的食療方法……257

第六章

肝膽疾病的中醫食療菜單

第一節　病毒性肝炎的食療方法……266
第二節　B肝患者的食療方法……272
第三節　酒精肝和脂肪肝的食療方法……278
第四節　肝硬化的食療方法……292
第五節　急、慢性膽囊炎的食療方法……298
第六節　膽結石的食療方法……306

第七章

呼吸疾病的中醫食療菜單

第一節　感冒的食療方法……312
第二節　哮喘的食療方法……317
第三節　慢性支氣管炎的食療方法……323
第四節　肺氣腫和肺心病的食療方法……330
第五節　肺炎的食療方法……336
第六節　肺結核的食療方法……339

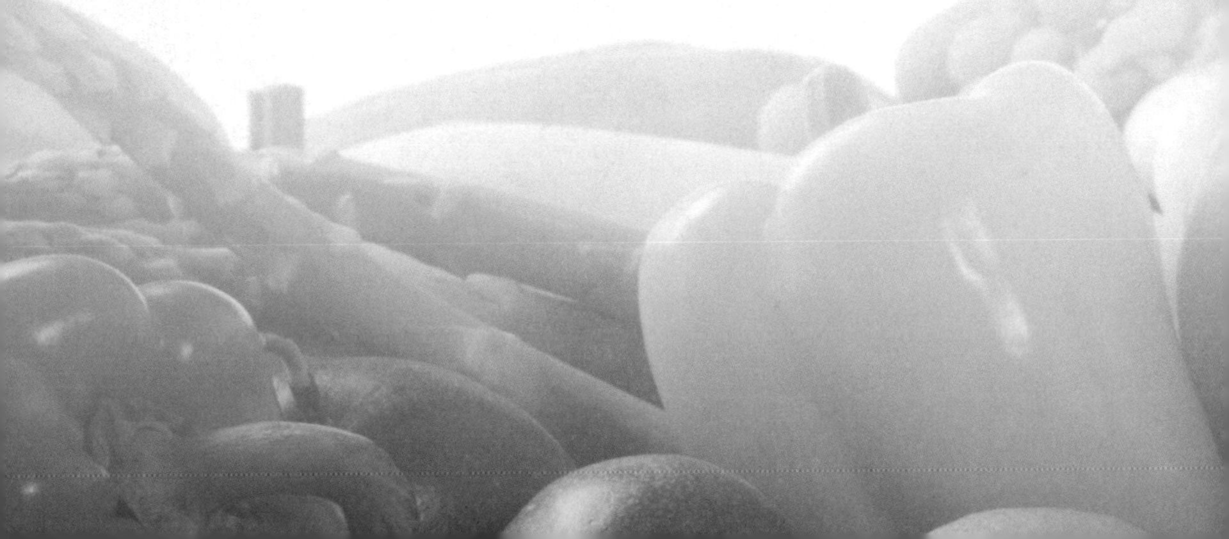

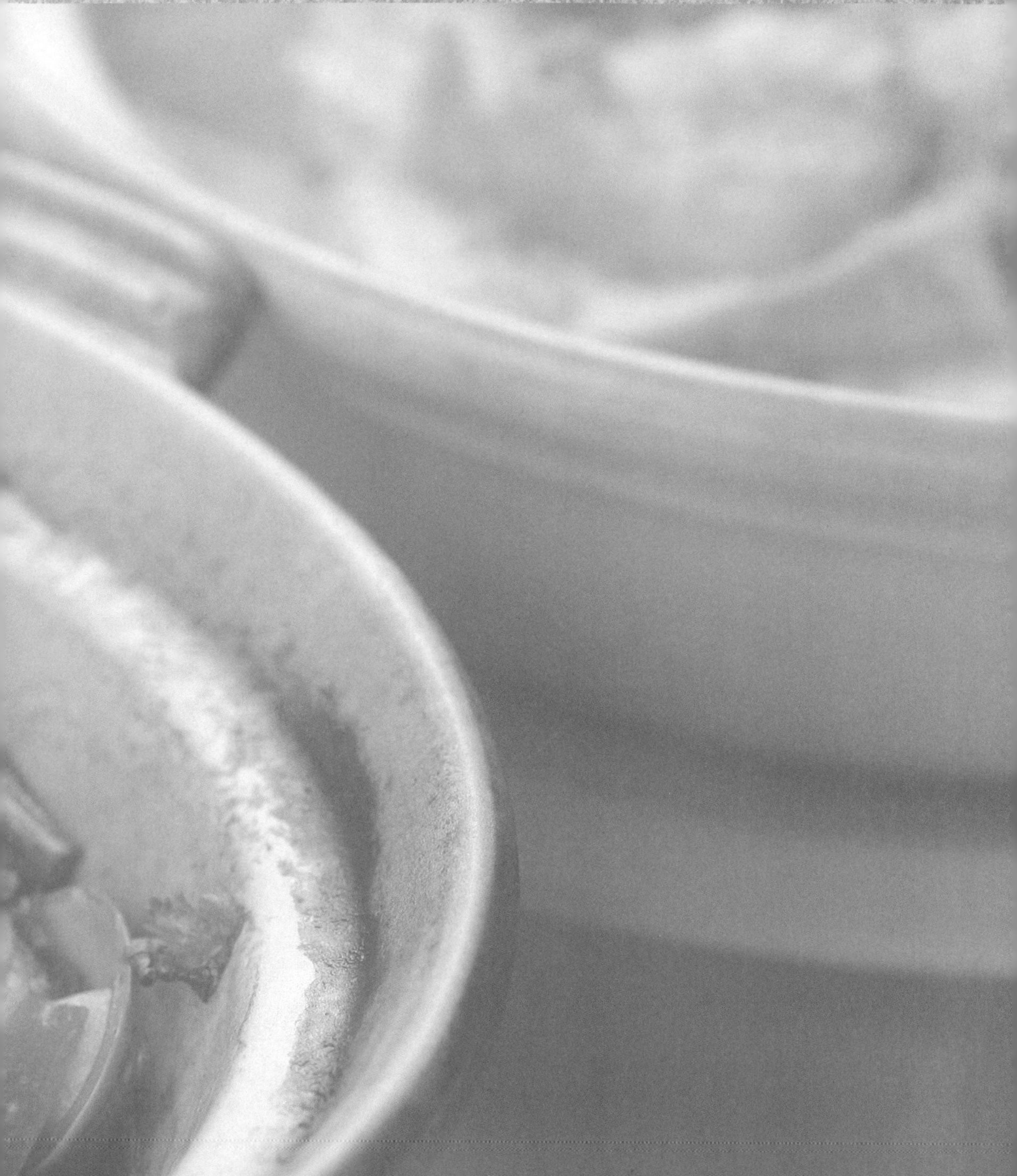

第一章

食療名家說藥膳：良藥不苦口，佳餚可健身

第一節　藥膳名解

藥膳從字面上來講，藥指的是中草藥，膳，指的是飯菜。這樣，藥膳的意思就很清楚了，就是中藥材和食物烹調而成的飯菜。比如韭菜白芷粥，裡面有韭菜和白芷。韭菜就是飯菜的材料，白芷則是一味中草藥。常喝這種粥，對腎臟很有補益。所以說，藥膳具有食療作用，常吃可以預防和防治各種疾病，強壯身體。

有人要問，藥膳和治病的中藥藥方有什麼區別呢？藥膳和中藥藥方是不一樣的，和一般菜餚也有不同。藥膳把中國中醫學和傳統烹飪結合起來，將菜餚賦予藥用，將中藥效力融入菜餚，將美味可口和治病健身相結合。所以，藥膳也就是中藥和菜餚相結合，使得良藥不再苦口而且可口，佳餚也可以健身。藥膳把藥效融入美味佳餚中，屬於一種特殊中醫藥劑，讓你在享受美味的同時，祛病健身。

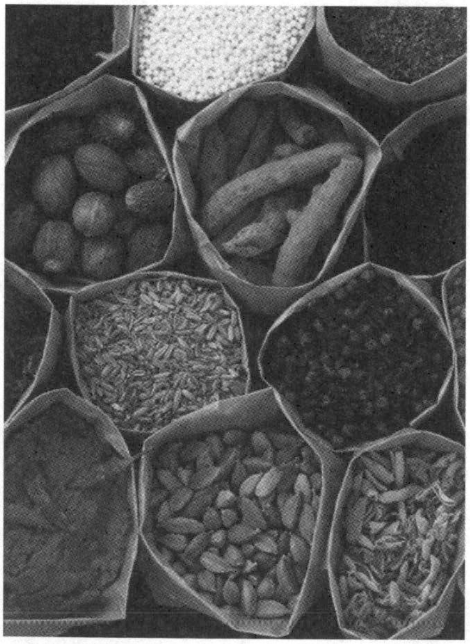

用中藥來做美味佳餚

第二節　藥膳的分類

烹飪的詳細分類，可以讓我們有效掌握藥膳搭配的規律和食療的效果，其主要分類如下：

1、按藥膳的功效特點分類

①可以治病或者輔助治療作用的藥膳。在專業醫師或者具有成熟水準藥膳的指導下，可以治療和輔助治療某些疾病。

②具有保健作用的藥膳。這類藥膳具有明目、減肥和美容等保健功效。

2、按照藥膳的製作來分類

①湯汁等流食類。

②膏、稀粥羹糊等半流食類。

③飯食糖果菜餚等固體類。

此外，還可以從食品材料上分為蔬菜類、穀物類、禽肉類和果品類等。

第三節　藥膳簡史

做為中醫學的一部分，藥膳的形成經歷了長時間的探索和累積過程，透過不斷實行、不斷臨床，而形成了一門獨特的學科。

遠古時期——飲食烹飪開始起步

法家學派的代表人物韓非子在《韓非子》中記載，在遠古時期，人們無法辨別食物的好壞，沒有合理的飲食方法，因此「傷害腹胃，民多疾病」。為了生存，遠古的先民就開始探索正確的飲食之道，開始探求哪些東西可以吃，哪些東西不可以吃。在實行中人們發現到，有些植物和食品具有藥效和飲食的雙重作用，這些食品開始被人們所重視。與此同時，藥膳在自覺不自覺中出現了。

火的發現，使得遠古先民開始自覺或者不自覺地重視烹調技術，比如把生冷的肉食烤熟等。烹調技術的出現，是藥膳發展的第一步。沒有烹調也就沒有藥膳的「膳食」之說。那個時候人們沒有中藥和膳食的概念，所以處於蒙味時期。

夏朝到春秋時期——中國藥膳的萌芽階段

商代的賢臣名相伊尹，具有很高的烹調技術。這說明隨著歷史的發展，烹調技術也在不斷進步發展。到了周朝，飲食技術已經比較成熟了。據曆書記載，周朝的醫學分為食醫、疾醫、瘡醫、獸醫，食醫居首，說明飲食健康和飲食治病的重要性。

春秋時期的教育家孔子也說過，即便美食佳餚十分精緻，味道十分鮮美，也不會過多食用；味道變餿、腐敗的食物不要吃；不要過多進食肉類食品，飲酒要有限度；吃飯要有規律，不到正餐時間不吃飯等等。都顯示了透過飲食來調節人體健康，成為了一種自覺行為。所以說，這個階段是藥膳發展的萌芽階段。

戰國到秦漢——中國藥膳的奠基階段

戰國時期的《黃帝內經》，記載了大量的食療和藥膳理論和經驗。它強調營養飲食的重要性，指出正確的飲食方法可以調理某些疾病；酸、甜、苦、辣、鹹五味對人體五臟的影響等。

漢朝的醫學專著《神農本草經》，記載了五十多種藥用食物；同時期的醫學專著《金匱要略》，裡面有食療的具體方法。

這一時期還出現了一些失傳的藥膳專著，比如《太官食法》、《食方》、《神農黃帝食禁》、《黃帝雜飲食忌》、《食經》、《太官食經》等。這都說明藥膳發展到一定水準了。

魏晉到唐朝——中國藥膳的形成階段

魏晉時期的著名醫學專著《肘後備急方》，記載了多種食療方法；而南北朝時期的《本草經集注》，則記載了一些日常食品的食療方法，而且還列舉了大量的藥用食物。

食療成為一種獨立學科和獨立學問，表現在唐朝醫學專著《備急千金要方》。書中介紹了食療對於人體健康的重要性，闡述了食療在治病防病中的地位。作者認為，醫者水準的高低，在於能否合理利用食療藥膳控制和改善患者的症狀。書中把食療藥膳提升到一個重要位置，認為食療藥膳是醫治患者的重要方法。

唐朝孟詵所著的《食療本草》，是國內目前所知道的第一部食療專著。雖然該書早已失傳，但根據其他專著所引用的內容，我們發現這本書對於藥膳食療的理論和實行，已經到了很高的水準。

宋朝到明清——中國藥膳全面發展階段

在元朝，出現了中國最早的營養學專著《飲膳正要》。書中介紹了飲食營養的規律和方法，從養生和預防疾病的角度，對食物營養提出了全面論述，並且列出了一些經典的藥膳配方。該書被醫學界認為是中國藥膳歷史上的里程碑，象徵著藥膳已經達到了相當高的水準。

到了明清時期，中醫食療藥膳發展的更加成熟和全面。這個階段幾乎所有的醫學專著，都提到了飲食和中藥健身防病的關係。我們耳熟能詳的明朝醫學專著《本草綱目》，更是詳細論證了某些食品的藥用價值和方法，記錄了數百個藥膳食療配方。

明清時代的醫學著作，對於飲食的營養要求，飲食的滋補保健，飲食和藥用功能的結合，都有成熟和高水準的論述和實行。這一階段食療的嶄新論述，就是提出了對素食的重視，指出了高脂肪多油膩食品的危害。

至此，中國的藥膳食療，已經發展的十分全面成熟和完備了。

現代社會的藥膳狀況

進入現代社會，藥膳學更是迅速發展。隨著人民生活水準的提高和科學技術的發展，傳統的藥膳學，融入了更加科學的實行和理論，形成了系統的科學的食療藥膳學體系。同時，現代藥膳學，更加注重中藥藥材和飲食的科學合理搭配，把藥材的效用和食物的美味發揮到了極致。隨著現代烹飪業的發展，藥膳在烹調技術上，也具有了鮮明的特點，形成了各自的特色。

第四節　科學食用藥膳

藥膳雖好，但是也要講求方法，要遵循中藥的藥理，科學搭配和食用：

第一、自家燒製藥膳，要根據正確的藥膳配方。對於一些入食的藥材，要經過前期加工去除異味，否則，無法達到藥膳「良藥可口」的效果。

第二、藥膳不可私自配製，要有臨床和實行經驗，需要有中醫主治醫師資格的人來配方。因為中藥藥材，不同的製作方法，會產生不同的效用。比如蘿蔔，水煮和湯煮，效用就有很大不同。

第三、食用藥膳要具有針對性，根據不同病症合理配方，才能發揮食療的保健和防治效果。中醫講究辨證施治，對症下藥，也就是這個道理。

第四、藥膳的食用，要講究因時而異。根據寒暑冷熱，春夏秋冬不同季節、不同氣候來選取合適配方。比如有些燥熱性質的藥物，在藥膳配方時要避開寒暑季節。

第五、不同年齡不同體質，對藥膳配方的要求也不同。比如過於寒涼或者過於燥熱的材料不適合嬰兒，具有活血和滑利效用的藥膳不適合孕婦等。

第六、不同地區的飲食習慣和氣候條件也有很大差異，人體在不同的氣候影響之下，生理活動和病理變化都有差異。再者，不同地區的人，對於鹹淡酸辣的口味不相同，所以對於藥膳的要求也不相同。

第七、不可過量食用藥膳。常言道，是藥三分毒，藥膳進補不可劑量過大。

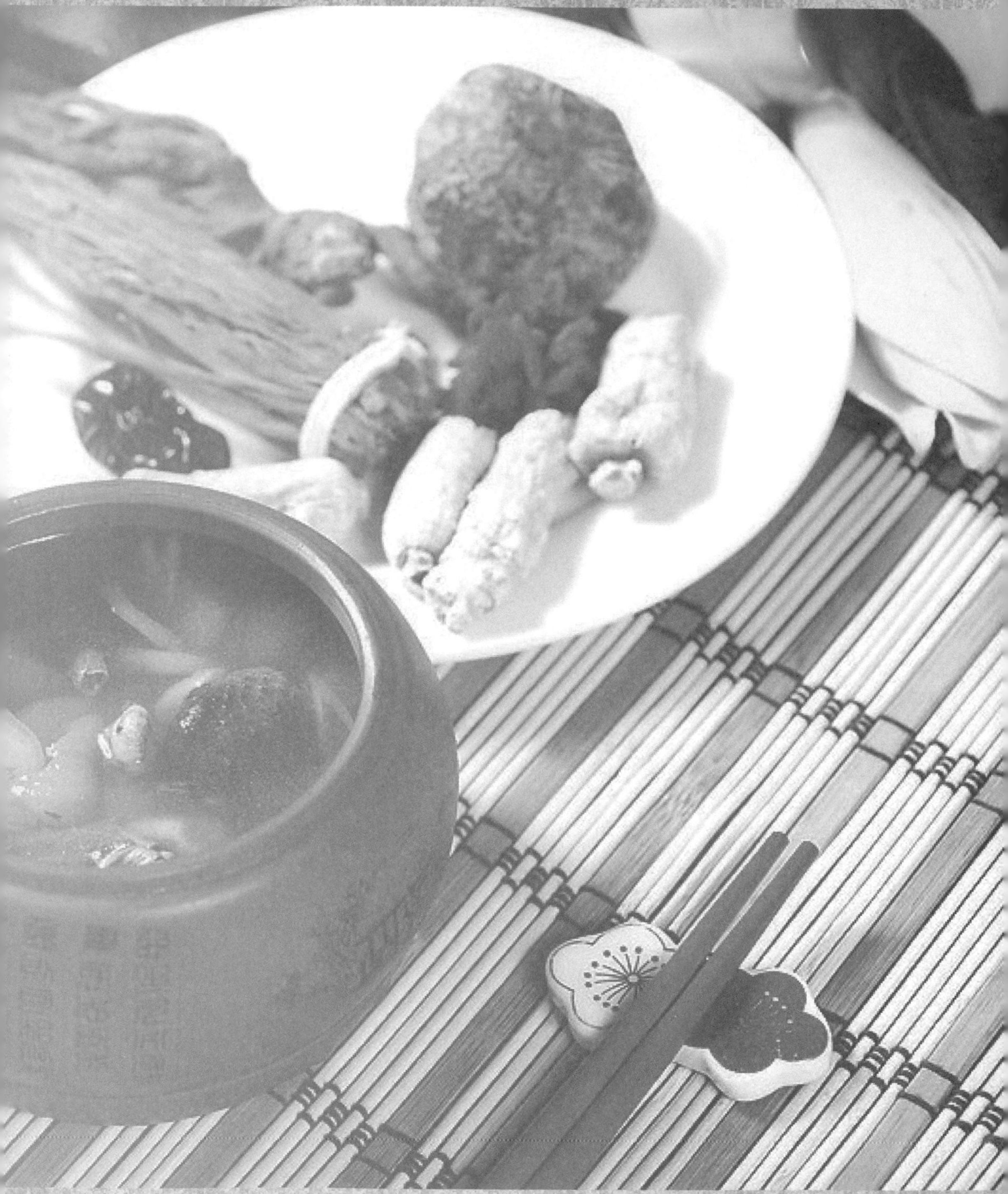

第二章

兒科疾病的中醫食療菜單

第一節　食療治療寶寶乾咳

小孩乾咳的症狀是，咳起來沒完沒了，有時候沒有痰，有時候痰很少，痰中還帶著血絲。聽聲音，孩子的聲音嘶啞，舌頭看起來比平時發紅，唾液比平時少，咳嗽咳得胸部發痛，嗓子咽喉部位也有痛感。白天症狀輕，晚上就加重了。

下面這些藥膳配方具有潤肺生津的食療效果，對於陰虛咳嗽的患兒，具有較好的治療作用。

粳米核桃粥

材　料：芝麻和核桃仁各30克，粳米100克。

做　法：芝麻和核桃炒熟後研磨成粉末，放入粳米中煮成粥。

用法用量：隨量服用。

功　效：對於因為秋天乾燥引起的乾咳，以及皮膚、毛髮乾枯，都有很好的治療作用。

養生小語：粳米甘平，健脾益胃，諸無所忌。但糖尿病患者不宜多食。患有乾燥綜合症、更年期綜合症屬陰虛火旺者，以及癰腫疔瘡、熱毒熾盛者，忌食爆米花，因爆米花易傷陰助火。

粳米銀耳粥

材　料：銀耳20克，粳米200克。

做　法：粳米和銀耳一同加水煮成粥。

用法用量：適量食用。

功　效：粳米銀耳粥最適合小孩秋冬乾燥久咳，可以滋肺生津。

養生小語：銀耳能清肺熱，故外感風寒者忌用。銀耳宜用開水泡發，泡發後應去掉未發開的部分，特別是那些呈淡黃色的地方。

粳米芝麻粥

材　料：芝麻100克，粳米200克。

做　法：①將芝麻炒熟研磨成細粉。
②待粳米煮成粥後，將芝麻粉倒入粥中。

用法用量：適量食用。

功　效：對於小孩乾咳無痰、大便乾結有很好的治療效果。

養生小語：芝麻有黑、白兩種，食用以白芝麻為好，補益藥用則以黑芝麻為佳。芝麻味甘、性平，有祛風潤腸、生津通乳等功效。患有慢性腸炎、便溏腹瀉者忌食。

柿子川貝餅

材　料：川貝粉10克，柿餅2個。

做　法：川貝粉分為兩等份，柿餅去核，放入等量川貝粉，放在篦子上蒸熟。

用法用量：每天早晚各吃一個柿餅。

功　效：常吃可以清淤化痰，對於乾咳小孩效果很好。

養生小語：川貝性微寒，味苦、甘。清熱潤肺，化痰止咳。風寒咳嗽的患者，是由感受風寒引起的，咳嗽時伴有白色稀痰、鼻塞、流清涕等症狀，應該服用一些溫性的藥物以溫肺化痰。而川貝是寒性的藥物，此時服用無異於「雪上加霜」，會加重病情。

雪梨蒸川貝

材　料：川貝粉5克，雪梨一顆，冰糖7.5克。

做　法：①雪梨切去蒂部，挖出雪梨心。
②把川貝粉、冰糖嵌入雪梨內部，蓋回蒂部，用牙籤穿連，放入燉器皿內。
③文火隔水蒸一個小時，即可食用。

用法用量：飲湯吃梨，一次吃完。

功　效：多吃具有治療痰少燥咳的功效。

養生小語：雪梨味甘性寒，不宜多吃。尤其脾胃虛寒、腹部冷痛和血虛者，更需要注意。

雪梨燉杏仁

材　料：甜杏仁30克，雪梨2顆，冰糖40克。

做　法：①將杏仁研碎，雪梨削皮切成薄片。
②碎杏仁和雪梨片一同放入碗內加上冰糖。
③隔水燉煮半小時後即可服用。

用法用量：早晚各一次，根據食量分三、四次用完。

功　效：潤肺化燥止咳，是小孩秋冬季節防治乾咳的佳品。

養生小語：甜杏仁性味甘、辛，苦杏仁性味苦、溫，兩者都能止咳平喘。嬰兒慎用，陰虛咳嗽及泄痢便溏者禁食。

飲食禁忌：杏仁不可與板栗、豬肉、小米同食。

陳皮蘿蔔湯

材　料：白蘿蔔125克，陳皮1.5克。

做　法：蘿蔔切碎後與陳皮一同煎湯。

用法用量：每天喝陳皮蘿蔔湯一次，一次喝完。

功　效：可以有效治療小孩乾咳。

養生小語：陳皮原名橘皮，性溫，而柑、柚皮性冷，不可混用。

豬肺銀耳湯

材　料：豬肺1副，銀耳30克。精鹽、味精、蔥段、薑片、料酒、胡椒粉各適量。

做　法：①豬肺洗淨血污，放入沸水中汆一下後撈出來洗淨。

②銀耳泡發洗淨，再用開水浸泡片刻。

③砂鍋內放清水適量，放入豬肺，加入蔥薑和料酒旺火燒開後改用小火慢煮。

④豬肺熟透後撈出來放入冷水內，剔去氣管筋絡和老皮，然後切成塊。

⑤把肺塊和銀耳撈入大湯碗內，加入清湯，上蒸籠蒸透取出。

⑥將原來煮豬肺的湯再燒開，加料酒、精鹽、胡椒粉，湯沸後盛入碗內即成。

用法用量：一週進食一兩次，搭配正餐食用。

功　效：具有養陰潤肺的作用，對於小孩乾咳有很好的治療和預防作用。

養生小語：豬肺味甘、性平，補肺虛，止咳嗽。魚腥草與潤肺補肺的豬肺相配，具有消炎解毒、滋陰潤肺的功效。

黃精玉竹燉豬肘

材　料：豬肘800克，黃精12克，玉竹12克，冰糖120克，紅棗20顆，料酒蔥薑精鹽各適量。

做　法：①玉竹和黃精洗淨後切成片，然後用紗布包紮。

②將洗淨的豬肘在沸水內焯去血污，撈出來重新洗淨。

③薑塊切成片，蔥切成段。

④將60克冰糖炒成深黃色糖汁。

⑤將上述材料放入砂鍋內加清水調味料一同燒沸，撇去上面的浮沫，加入冰糖汁。

⑥小火燉上兩個小時後，肘子爛熟，將包裹玉竹和黃精的紗包取出即可食用。

用法用量：每週進補一兩次，也可以配合正餐食用。

功　效：潤肺止咳、益氣養陰，對於咳嗽無力，乾咳以及腰腿痠軟頭暈眼花，以及失眠等都有療效。

養生小語：玉竹味甘、性平，無毒。具有除煩悶、止渴、潤心肺、補五勞七傷之功效，胃有痰濕氣滯者忌食用。

雞丁炒木耳

材　料：鮮嫩雞肉400克，水發木耳180克，青椒2個，濕澱粉25克，精鹽白糖和味精各適量，蛋清兩個，蔥段15克，高湯150毫升，香油6毫升，植物油450毫升。

做　法：①將切成小丁的雞肉放入已調好的蛋清中，用適量澱粉和醬油攪拌。

②將青椒和木耳切成絲。

③植物油倒入炒鍋內燒至七分熱時，把雞丁放入鍋內炸熟，然後撈出，將油控淨。

④用炒鍋將蔥薑青椒爆炒，隨後加入木耳、雞丁和其他調味料。

用法用量：適量食用。

功　效：潤肺止咳，益氣養血。

養生小語：木耳中含有大量的鐵，茶中含有多種生物活性物質，同時食用不利於身體對鐵的吸收。

飲食禁忌：蘿蔔和木耳同食，會引發炎症；木耳和田螺同時食用會中毒。

烹飪常識：

如何煎湯：把需要煎湯的材料倒入鍋內，加上適量水（最好淹沒材料），燒開水後文火慢燉二、三十分鐘即可。煎湯最好用砂鍋，沒有砂鍋一般鍋也可。

什麼叫隔水煮、隔水蒸：鍋內放水，將要蒸煮的材料放進碗等容器內，把盛有食品的容器放進鍋內，水開後直到容器內的食品變熟，叫隔水煮。也就是所要煮的食品，不和水接觸。隔水蒸就是將食品放入碗等容器內，放在篦子上蒸熟。

第二節 寶寶咳嗽的藥膳方

治療小孩咳嗽和小孩乾咳的食療方法略有區別。從中醫學角度而言，咳嗽分為濕熱咳嗽、寒喘咳嗽、發燒咳嗽和傷風咳嗽等。具體情況要到專業兒童醫院諮詢治療，要從根本處解決問題，不要僅僅醫治咳嗽這個表象的症狀。

1、對於小孩因為風寒感冒引起的咳嗽，可以用如下食療方法來治療：

紅糖煎煮生薑

材　料：紅糖適量，生薑2片，兩三瓣大蒜。

做　法：將紅糖、薑片和大蒜放在水中煎煮，水開即可。

用法用量：隨量飲用。

功　效：能治療寶寶的風寒感冒引起的咳嗽。

養生小語：紅糖性溫、味甘，具有益氣補血、健脾暖胃的作用。陰虛內熱者、消化不良者和糖尿病患者不宜食用紅糖。此外，在服藥時，也不宜用紅糖水送服。

大蒜水

材　料：兩三瓣大蒜，冰糖一粒。

做　法：①將大蒜拍碎，放入碗中，碗中加水並放入冰糖。

②將碗加蓋蓋好放入鍋內蒸，煮沸後再用小火蒸15分鐘。

③取下來放置溫熱，讓寶寶喝大蒜水即可。

用法用量：一天兩三次，一次小半碗。

功　效：對治療小孩咳嗽很有效果。

養生小語：大蒜性溫，陰虛火旺及慢性胃炎潰瘍病患者慎食。

熱橘瓣

材　料：橘子一顆。

做　法：①橘子帶皮放在火上一邊烤一邊翻動，直到橘皮發黑冒出熱氣。

②剝開橘皮，橘瓣已經變得溫熱，即可食用。

用法用量：一天可以吃兩三次，大橘子小孩一次可以吃兩三瓣，小貢桔一次可以吃一顆。配合大蒜水一起吃效果更好。

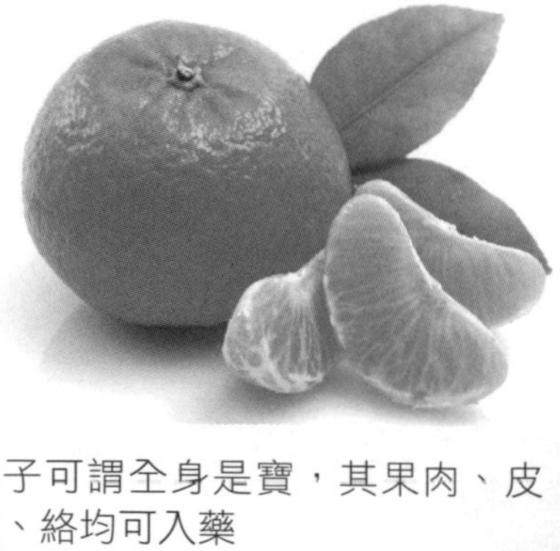

橘子可謂全身是寶，其果肉、皮、核、絡均可入藥

功　　效：可以有效化痰止咳。

養生小語：橘子性溫，多吃易上火，會出現口舌生瘡、口乾舌燥、咽喉乾痛、大便秘結等症狀。另外，胃腸、腎、肺功能虛寒的老人不可多吃，以免誘發腹痛、腰膝痠軟等病狀。

飲食禁忌：橘子不宜與蘿蔔、牛奶同食。

薑末炒雞蛋

材　　料：雞蛋1顆，生薑適量。

做　　法：①雞蛋打破攪勻，適量薑塊切成碎末。
②麻油適量在炒鍋內燒熱，再放入薑末和雞蛋炒熟後即可。

用法用量：每晚臨睡前吃一次，堅持數天。

功　　效：對於小孩咳嗽療效明顯。

養生小語：雞蛋必須煮熟，不要生吃，打蛋時須提防沾染到蛋殼上的雜菌。一般人食用每天不要超過兩顆，患有臟器疾病的人應慎食雞蛋。

飲食禁忌：雞蛋不宜與白糖、豆漿、兔肉同食。

梨蒸花椒水

材　　料：梨1顆，冰糖2粒，花椒20粒。

做　　法：①梨洗淨去皮，中間切開後去核，放入冰糖和花椒。

②將切開的兩半梨拼合一起，在鍋內蒸上三十分鐘即可。

用法用量：一次吃半顆梨。

功　　效：對小孩風寒感冒療效明顯。

養生小語：花椒味辛、性熱，一般人均能食用，孕婦、陰虛火旺者忌食。

2、對於孩子因為風熱感冒引起的咳嗽，可以用如下食療方法來治療：

梨裹川貝

材　　料：梨1顆，川貝、冰糖適量。

做　　法：①將五、六粒川貝研磨成細粉，取梨一個洗淨去皮中間切開去核。

②放入川貝粉和兩三粒冰糖，再把梨拼對好放入碗內，在鍋內蒸半個小時即可。

用法用量：寶寶一次食用一半。

功　　效：常吃對於寶寶的風熱咳嗽有很好療效。

養生小語：糖很容易生蟎，存放日久的糖不要生吃，應煮開後食用。

蘿蔔水

材　　料：白蘿蔔一顆。

做　　法：①白蘿蔔洗淨切片，將四、五片放進鍋內加半碗水，燒開後小火煮四、五分鐘即可。

②放置溫熱後讓寶寶喝蘿蔔湯。

用法用量：適量飲用。

功　效：對於風熱咳嗽療效明顯。此法適合兩歲以內的小寶寶。

養生小語：白蘿蔔不適合脾胃虛弱者，如大便稀者，應減少使用，還有值得注意的是在服用參類滋補藥時忌食本品，以免影響療效。

溫馨提醒：

緩解風熱咳嗽症狀的食品有：柿子、西瓜、枇杷、荸薺、苦瓜、絲瓜，冬瓜和藕片等。寶寶在患風熱咳嗽期間，應該禁食一些辛辣上火的食品，比如櫻桃，核桃仁、桂圓肉、魚、蝦、紅棗和羊肉等。

3、治療寶寶內傷咳嗽的食療方法有：

淮山糊

材　料：淮山適量。

做　法：①將淮山清洗乾淨去皮，然後拍打粉碎，加半碗水攪糊後入鍋。

②一邊煮一邊攪拌，燒開後即可食用。

注意事項：淮山糊不要煮太長時間，以免影響裡面的營養成分。

用法用量：一碗淮山糊，可以讓寶寶在空腹的時候分兩三次吃完。

功　　效：淮山粥不但能治療小孩內傷引起的咳嗽，而且還對於小孩流口水、出虛汗、厭食等症狀有很好的治療效果。

養生小語：淮山能夠益肺氣，養肺陰，可以治療肺虛痰嗽久咳之症。有實邪者忌食淮山。

紅棗白果

材　　料：白果和紅棗各三粒。

做　　法：將白果和紅棗放入碗裡，加適量的水，燒開即可。

注意事項：一定要注意白果和紅棗的數量，只許放三粒，擅自增加會導致寶寶上火。

用法用量：每晚臨睡前給寶寶服用。

功　　效：紅棗品性溫和，具有健脾養胃、益氣補氣的作用；白果能安定咳喘，對腎臟很有補益。這個食療方法對於一些反覆感冒、久咳不癒、發燒的少兒有很好療效，同時還有治療遺尿症的作用。

養生小語：白果生的有微毒，必須煮熟或炒熟，食用不宜過量。

第三節 寶寶厭食的藥膳方

小孩厭食，表現為拒食和長期食慾不振。有些家長過於嬌慣孩子，餵養方法不正確就會導致孩子厭食。孩子體內缺鋅，長期便秘，佝僂病或者貧血以及慢性腸炎，也會引起小孩的厭食。

如果小孩出現厭食的情況，家長可以在醫生的指導下採取以下藥膳食療方法進行輔助治療。

鮮藕蒸雪梨

材　料：鮮藕125克，雪梨150克，白糖100克，蜜櫻桃5克，白礬5克。

做　法：①用1000毫升水將白礬融化。

②雪梨去皮去核切成條，鮮藕洗淨切成片。

③將適量白礬水倒入鍋中，燒沸後倒入藕片、梨條，再煮10分鐘。

④將藕片和雪梨撈出後用清水漂洗兩次，加白糖適量放入碗中。

⑤將碗口用濕棉紙封嚴，在篦子上蒸3小時取出。

⑥將藕和梨倒入盤中擺上蜜櫻桃。

用法用量：可以依據小孩的喜好和飯量隨意服用。

功　　效：有效強健脾胃，治療厭食。

養生小語：白礬中含有的鋁，對人體有害。長期飲用白礬淨化的水，可能會引起老年癡呆症。

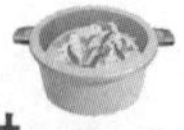

粳米神曲粥

材　　料：粳米適量，神曲10克到15克。

做　　法：將神曲敲碎煎汁後去渣，然後加入粳米煮成稀粥。

用法用量：每天服用一兩次，可根據小孩具體情況，確定服用量。

功　　效：此粥具有健脾暖胃與平和五臟等作用，能有效治療小孩厭食。

養生小語：神曲味甘辛、性溫，健脾和胃，消食調中。脾陰虛、胃火盛者不宜用；能落胎、孕婦宜少食。

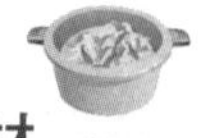

蓮肉炒鍋焦

材　　料：蓮肉和鍋焦120克。

做　　法：①蓮肉去心，蒸煮後放至乾燥。
②鍋焦炒焦，連同蓮肉一起研磨成細粉。

用法用量：每次取三、五勺加白糖開水沖服，一天服用三次。

功　　效：可有效治療小孩厭食。
養生小語：鍋焦為燒乾飯時所起的焦鍋巴。凡脾虛不運、飲食不香，或食不消化，或脾虛久瀉者最宜食用。

涼拌三鮮

材　　料：蕃茄、胡蘿蔔和黃瓜等量，麻油、味精和精鹽以及食醋適量。
做　　法：①蕃茄開水沖燙去皮切片，黃瓜、胡蘿蔔切片或者切成菱形。
②將食醋、精鹽、香油和味精在碗中拌勻，蘸食或者淋在切片上均可。
用法用量：適量食用。
功　　效：健脾消食，治療小孩厭食。清淡鮮嫩，很適合小孩食用。
養生小語：蕃茄性微寒、味甘酸，脾胃虛寒者不宜多服。風濕性關節炎患者多吃蕃茄可能會使病情惡化。
烹飪指導：吃蕃茄的時候，最好不要把皮去掉，因為蕃茄的皮中也含有維生素、礦物質和膳食纖維。

豬肉百合燉

材　　料：瘦豬肉半斤到一斤，百合、玉竹、北沙參和淮山各15克。
做　　法：①將豬肉洗淨沸水汆一下去掉血污，再用清水洗淨，然後切成小塊。

②放入上述藥材一起燉熟後，肉、湯和藥都吃下。

用法用量：每日根據小孩食量，食用兩三餐。

功　效：此法可以補益腸胃，治療小孩厭食。

養生小語：北沙參味甘、性微寒，養陰清肺，益胃生津。虛寒症忌用。

飲食禁忌：不宜與藜蘆同食。

山北鮮竹汁

材　料：淮山10克，北沙參15克，鮮石斛12克，玉竹9克，麥冬12克，甘蔗汁250克。

做　法：①將淮山、北沙參、鮮石斛、玉竹、麥冬放入鍋中，加適量清水煎汁後濾渣。

②混入250克甘蔗汁攪勻。

用法用量：用來當作茶水喝，每日喝適量。

功　效：可以治療小孩厭食。

養生小語：麥冬味甘、微苦，性微寒。凡脾胃虛寒泄瀉、胃有痰飲濕濁及暴感風寒咳嗽者均忌服。

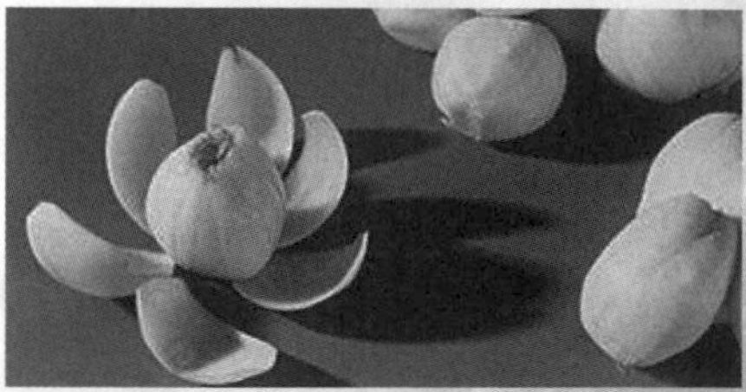

百合

胡椒鯉魚

材　料：中等大小的鯉魚一條，適量胡椒和薑片。

做　法：鯉魚洗淨加入生薑和胡椒燉熟後，即可飲湯吃魚。

用法用量：每天吃一次，每次適量。

功　效：連續一週可以有效治療小孩厭食。

養生小語：鯉魚是發物，素體陽亢及瘡瘍者慎食。

飲食禁忌：鯉魚忌與綠豆、芋頭、牛羊油、豬肝、雞肉、荊芥、甘草、南瓜、紅豆，也忌與中藥中的朱砂同服；鯉魚與鹹菜相剋，可引起消化道癌腫。

蘿蔔豬肉餅

材　料：白蘿蔔300克，麵粉400克，瘦豬肉150克，薑末、精鹽、蔥花適量。

做　法：①將洗淨的蘿蔔切成細絲，在油鍋內炒至五分熟。

②豬肉剁成碎末，加上薑末、精鹽、蔥花和蘿蔔絲調和成菜餡。

③麵粉加水和好麵糰後分成50克一個的麵

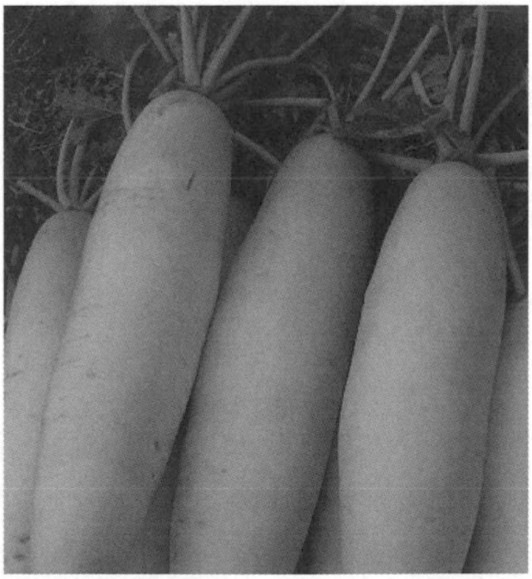

白蘿蔔具有健身功效，有「吃了蘿蔔能活百歲」的諺語流傳

團，擀成麵餅加上菜餡，用油烙熟。

用法用量：根據食量讓小孩進食。

功　　效：有效防治小孩厭食。

養生小語：食用豬肉後不宜大量飲茶，因為茶葉的鞣酸會與蛋白質合成具有收斂性的鞣酸蛋白質，使腸蠕動減慢，延長糞便在腸道中的滯留時間，不但易造成便秘，而且還增加了有毒物質和致癌物質的吸收，影響健康。

銀耳燉瘦肉

材　　料：銀耳80克、瘦肉200克、紅棗20顆，精鹽適量。

做　　法：①銀耳洗淨泡發後，切片，瘦肉開水汆後去除血污切片，紅棗洗淨。

②將銀耳、瘦肉、紅棗一同燉爛加入精鹽適量即可食用。

用法用量：根據小孩食量和愛好隨意搭配正餐食用。

功　　效：治療小孩厭食。

養生小語：銀耳能清肺熱，故外感風寒者忌用。

蘿蔔燉排骨

材　　料：白蘿蔔1000克，豬排骨500克，精鹽、蔥適量。

做　法：①將排骨剁成3公分大小，白蘿蔔切成片。
②先將排骨燉至肉脫骨時，再加入蘿蔔、蔥。
③燉熟後撇去湯面浮油，加入精鹽適量即可。
用法用量：根據小孩喜好隨意食用即可。
功　效：此排骨氣味鮮香，能有效開胃，對抗小孩厭食。
養生小語：白蘿蔔味甘性涼，寬中下氣，消食化痰；排骨甘平，補虛弱，強筋骨。與蘿蔔燉服，氣香味鮮。

棗泥餅

材　料：白朮60克、乾薑12克，水1000毫升，大紅棗500克，淮山粉100克，雞內金粉30克，麵粉900克。
做　法：①白朮和乾薑在砂鍋內用水煎煮30分鐘，去渣子後剩下藥液。
②將大紅棗洗淨去核蒸熟，壓成棗泥。
③在過濾下來的藥液裡，放入淮山粉和雞內金粉。

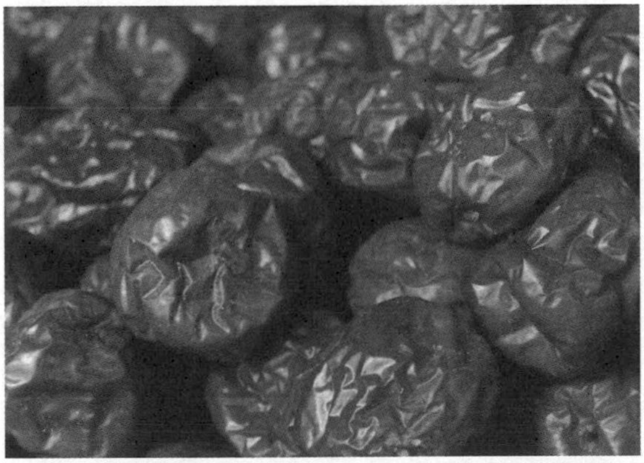

紅棗是補氣聖品，又能美容，「一日吃仨棗，紅顏不顯老」

④用藥液將麵粉和成麵糰，放入棗泥做成15克左右的餅，烤箱烤熟或者鍋中烙熟。

用法用量：可以當作小孩的零食，每天吃三、五次，一次吃一兩個。

功　效：促進消化，強健脾胃，治療小孩的厭食症狀。

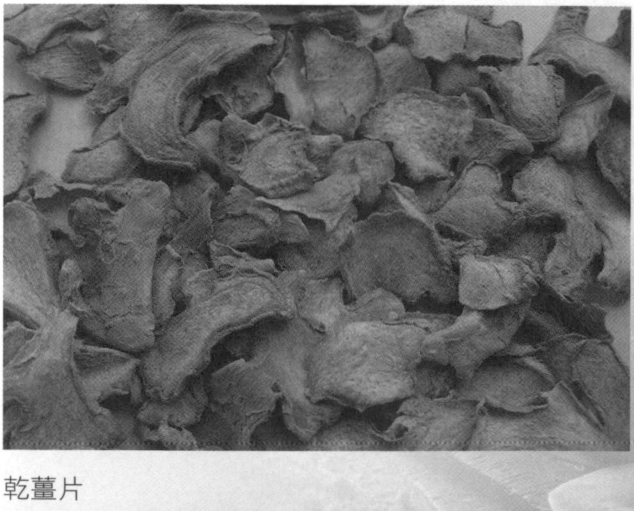

乾薑片

第四節 小孩過動症的飲食療法

過動症是一種病理現象，主要表現為注意力不集中和過分活躍。這種症狀多存在於六歲以前的孩子身上，隨著年齡增大會逐漸好轉消失，極少的會延續到中年。但是這種病症對孩子的成長極為不利，不可掉以輕心。

大麥紅棗湯

材　料：紅棗15克，大麥30克，百合10克，甘草10克。

做　法：將上述材料洗淨後加水煎煮。

用法用量：每天喝一次，可根據孩子具體情況適量飲用。

功　效：治療小孩過動症。

養生小語：甘草有助濕壅氣之弊，濕盛脹滿、水腫者不宜用。大劑量久服可導致水鈉瀦留，引起浮腫。

白糖蒸龍眼

材　料：龍眼肉1000克，白糖100克。

做　法：①將白糖和龍眼肉放置在碗中隔水蒸後晾乾，如此反覆三次。

②龍眼肉色澤變黑後再拌白糖少許，裝在瓶子裡面或罐裡面備用。

用法用量：讓孩子每天吃兩次，每次吃四、五顆龍眼肉，連續服用七八天。

功　效：治療小孩過動症。

養生小語：理論上桂圓有安胎的功效，但婦女懷孕後，大都陰血偏虛，陰虛則生內熱。桂圓性熱，因此，為了避免流產，孕婦應慎食。

荸薺竹筍湯

材　料：荸薺9克，竹筍15克，紅糖適量。

做　法：加入適量水煎煮服湯。

用法用量：每天酌量飲用一次，連續長期服用。

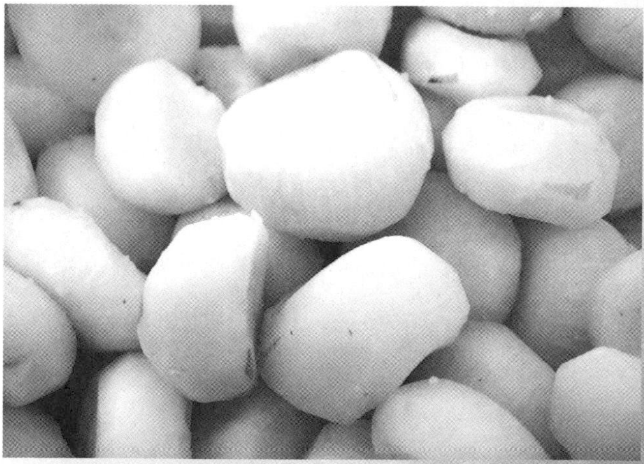

荸薺

功　效：有效治療小孩過動症。

養生小語：竹筍不能生吃，單獨烹調時有苦澀味，味道不好，但將竹筍與肉同炒則味道特別鮮美。

芡實甘棗湯

材　料：芡實200克，甘草36克，紅棗30粒。

做　法：用水煎湯。

用法用量：每天早晚服用適量，連續服用數天。

功　效：對小孩過動症有效果。

養生小語：芡實分生用和炒用兩種，生芡實以補腎澀精為主，而炒芡實以健脾開胃為主。

溫馨提醒：

預防小孩過動症，平時飲食要注意。

有些食物對小孩生長有利，可以增加孩子智力，提高注意力預防過動症；而有些食物則會加重小孩過動症的症狀或者誘導小孩過動症的發生。平時注意小孩的飲食，對於預防小孩過動症十分重要：

1、一些糕點麵粉中含有酪氨酸，要少吃；蕃茄、蘋果和橘子中含有甲基水楊酸，也要少吃。小孩飲食應該遠離辛辣食品，比如蔥薑蒜和酒類等。

2、鋅是人體必備的微量元素，能有效增進孩子智力，促進孩子的生長發育。多吃含鋅豐富的食物，比如花生、肝臟、蛋類和豆類製品，對預防孩子過動症，提高孩子智力有很大的幫助。

3、鐵是人體血液生成的材料。孩子缺鐵，情緒會受到影響，大腦功能也會產生紊亂，進而加重孩子過動症的症狀。多吃瘦肉、肝臟和動物血等含鐵豐富的食物，有助於預防和減輕孩子的過動症症狀。

4、鉛是危害兒童的一大殺手。孩子食用過多含鉛食品，會造成孩子視覺、記憶以及思維行為等發生改變，所以要限制孩子食用貝類和皮蛋等含鉛食品。

5、鋁也可以導致孩子記憶力下降，食慾不振，智力減退和消化不良，所以，要少讓孩子進食含鋁食品。

6、核桃仁、黑芝麻、牛奶富含卵磷脂蛋白質和維生素，能促進孩子大腦發育，減輕過動症。海帶紫菜和魷魚等海產品，對於孩子過動症也有很大幫助。

7、少吃高糖高脂的食品。因為這些食品使得少兒體內血液酸化，影響孩子注意力的集中。

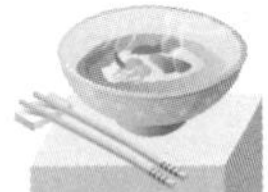

第五節 小孩肺炎的中醫菜單及護理

小孩肺炎一般發生在冬春兩個季節，兩週歲以下的孩子發病率比較高。孩子如果出現咳嗽、突發高燒、胸痛、咳痰或者呼吸急促，這些都是肺炎症狀。當然確定是否肺炎，還要請教專門醫生。

下面介紹幾種治療小孩肺炎的藥膳配方：

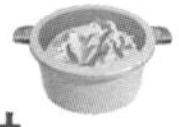

薑杏蘿蔔湯

材　料：白蘿蔔50克，生薑兩片，杏仁5克。

做　法：用水煎汁。

用法用量：隨量服用。

功　效：能有效治療小孩肺炎。

養生小語：腐爛的生薑中含有毒物質黃樟素，其對肝臟有劇毒，所以一旦發現生薑腐爛就一定不能食用。

蕹菜蘿蔔湯

材　　料：蜂蜜、白蘿蔔和蕹菜等量。

做　　法：先將蕹菜和白蘿蔔搗爛過濾渣子取汁一杯，然後加入蜂蜜後喝下。

用法用量：隨量服用。

功　　效：此法對於發燒出汗、口腔乾燥、肺熱咳嗽的小孩，有很好療效。

養生小語：飯前半小時服用蜂蜜，可刺激胃酸的分泌，因此患萎縮性胃炎（缺乏胃酸），宜飯前服用；反之，飯後二至三小時服用蜂蜜可抑制胃酸的分泌，患肥厚性胃炎（胃酸過多），宜飯後服用。

果仁冬瓜子湯

材　　料：白果6個，冬瓜子30克，杏仁10克，冰糖適量。

做　　法：將上述材料加入適量水煎煮，然後去掉渣子留下湯汁，加入冰糖適量調勻後即可。

用法用量：一日三次，一次一小杯。

功　　效：能有效清肺化痰平喘，對於小孩肺炎療效顯著。

養生小語：冬瓜子性涼、味甘，可以潤肺，化痰。脾胃虛寒者慎食。

竹蘆粳米粥

材　　料：竹茹20克，鮮蘆根150克，粳米60克，薑片適量。

做　　法：將竹茹和鮮蘆根煎煮後，加入粳米煮成粥，再加入適量生薑片稍煮片刻，即可食用。

用法用量：適量食用。

功　　效：具有清熱生津和除煩止嘔的作用，能有效治療小孩肺炎。

養生小語：蘆根味甘、性寒，脾胃虛寒者慎用。

黨參百合粥

材　　料：黨參10～30克，百合20克，粳米100克，冰糖少許。

做　　法：①取黨參濃煎取汁。

②百合、粳米同煮成粥，調入藥汁及冰糖即成。

用法用量：每日兩次，溫熱服用。

功　　效：補脾益氣，潤肺止咳。用於身體虛弱伴低熱型小孩肺炎。

養生小語：黨參補益脾肺之氣，為治療諸虛之要藥；百合、冰糖潤肺止咳，粳米滋養肺胃，同為補虛扶正之佳品；相佐更具補脾氣、益肺陰、止咳嗽之效用。

花生薏仁粥

材　料：花生仁500克，薏仁100克，淮山100克，粳米100克。

做　法：將上述材料加水煮粥。

用法用量：每天兩次，每次一小碗。

功　效：具有清熱潤肺和胃的良好功效，適用於肺炎後期身體虛弱、食慾不振的患兒，能增強小孩的抗病免疫能力。

養生小語：花生炒熟或油炸後，性質熱燥，不宜多食。

柚子菜肉湯

材　料：柚子肉10瓣，白菜乾120克，北耆30克，瘦豬肉500克。

做　法：上述材料一起煲湯。

用法用量：分成四等份，每天一份，分四次喝完。

功　效：具有潤肺化痰、治療小孩肺炎的作用。

養生小語：脾虛泄瀉的人吃了柚子會腹瀉，應該注意。

枇杷粳米粥

材　料：枇杷葉15克，粳米適量。

做　法：枇杷葉洗淨煎汁，濾去渣子，將枇杷汁和粳米一起煮成粥。

用法用量：空腹，隨量食用。

功　效：有效治療小孩肺炎。

養生小語：枇杷葉的絨毛對咽喉及氣管黏膜有刺激作用，入藥時須刷去毛，用布包煎。

參菜豬肉餃

材　料：人參5克，菠菜750克，麵粉500克，瘦豬肉250克，生薑5克，蔥10克，胡椒粉適量，花椒粉適量，醬油25克，芝麻油適量，食鹽適量。

做　法：①將菠菜洗好擰乾後，去除莖杆，留下葉子，將葉子搗爛成菜泥。
②用適量清水攪勻，紗布包好後將菜汁擠出來。
③將切片的人參烘脆研磨成細末。
④薑蔥清洗乾淨後切成碎末。
⑤豬肉洗淨放沸水內汆去血污，剁成碎末，用醬油花椒粉加食鹽和薑末攪拌均勻。
⑥放入人參粉、蔥花和芝麻油攪拌成菜餡。
⑦麵粉用菠菜汁和麵，分成100個等份擀成麵皮包成餃子。

用法用量：適量食用。

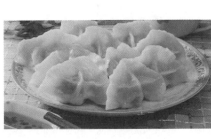

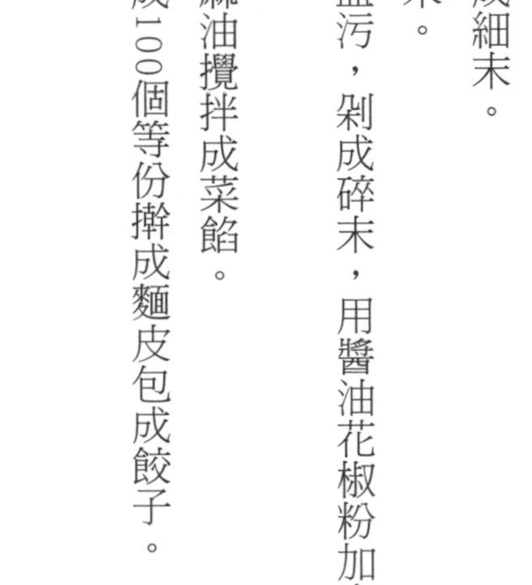

餃子

功　效：有利於孩子的肺炎恢復期。

養生小語：一些人吃人參後出現胸腹脹悶不舒等症狀，往往與消化不良有一定關係。吃蘿蔔不僅能解除服用人參引起的不適感，而且有利於充分吸收人參的補益成分。

溫馨提醒：

小孩肺炎期間的飲食禁忌

在小孩肺炎期間，多吃一些清淡容易消化的流食或者半流食比較好。比如粥類湯類等等，多飲水。小孩退燒後在恢復期間，多吃一些牛奶、蛋類、魚湯和絲瓜、荸薺以及銀耳等。

肺炎期間，小孩有一些進食禁忌，家長們應該注意：

1、少吃或者不吃高蛋白食品。高蛋白食品容易吸收小孩體內水分，高燒缺水的患兒要盡量不要吃高蛋白食品。肺炎恢復後期可以吃一些，以便恢復體粒。

2、高糖食品要忌食。小孩在肺炎期間吃過多含糖食品，體內白血球的殺菌作用會受到抑制，加重病情。

3、辛辣食品要遠離。不僅僅在肺炎患病期間，平時也要讓孩子少吃辛辣刺激性的食品。

4、油膩生冷別貪吃。少兒在肺炎患病期間，消化功能會變得低弱。油膩食品會影響小孩的消化功能，影響小孩對食品營養的吸收。生冷食品同樣能降低人體抵抗力，所以也要忌食。

5、茶水能刺激人體中樞神經保持興奮狀態，導致脈搏加快，人體消耗增加，對於消除體熱不利。因此小孩患病期間不要喝茶。

第六節　幼兒病毒性心肌炎的藥膳方

心肌炎是心臟病的一種，無論胎兒、新生兒還是兒童青少年，都有發病的可能。當寶寶抵抗力下降的時候，病毒趁機而入，侵入心臟，進而對心肌血液的供應產生影響；或者病毒致使體內的中樞神經發生病變，損害心肌。下面介紹一些實用的食療方法，供君參考。

銀耳參湯

材　料：銀耳15克，太子參25克，冰糖適量。

做　法：上述材料用水煎煮。

用法用量：隨量飲用。

功　效：有效治療小孩病毒心肌炎。

養生小語：銀耳味甘、性平，用於治肺熱咳嗽、肺燥乾咳、婦女月經不調、胃炎、大便秘結等病症。

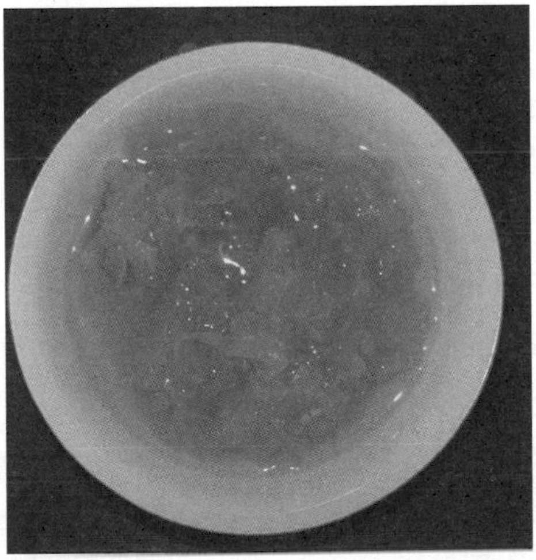

銀耳湯

紅棗燉豬心

材　料：豬心100克，紅棗25克。

做　法：①帶血豬心中間切開。
②連同紅棗一起放置碗內隔水蒸。
③文火蒸2小時後調味食用。

用法用量：根據小孩食量和喜好隨意服用。

功　效：是心臟類病症的補養調治品。

養生小語：豬心膽固醇含量偏高，高膽固醇血症者應忌食。

烹飪指導：豬心通常有股異味，在買回後，立即在少量麵粉中「滾」一下，放置1小時左右，然後再用清水洗淨，這樣烹炒出來的豬心味美純正。

豬心參耆湯

材　料：豬心一個，黨參15克，丹參10克，黃耆10克。

做　法：①將上述藥材用紗布包好，放入鍋內。
②豬心洗淨切片，與上述藥材一同煮熟。

用法用量：吃肉喝湯，每天一次。

功　效：有效治療小孩病毒性心肌炎，對於心臟類疾病和心臟功能不全者有很好的輔助作用。

養生小語：黃耆則以補虛為主，具有補而不膩的特點，若與人參，黨參等補藥搭配則效果更好。

竹筍炒肉

材　　料：瘦肉適量，竹筍120克，花醬油適量。

做　　法：瘦肉洗淨切片，竹筍洗淨切片，用花醬油將瘦肉和竹筍爆炒。

用法用量：適量進食。

功　　效：有效治療小孩心肌炎。

養生小語：竹筍一年四季皆有，但唯有春筍、冬筍味道最佳。食用前應先用開水焯過，以去除筍中的草酸。

烹飪指導：靠近筍尖部的地方宜順切，下部宜橫切，這樣烹製時不但易熟爛，而且更易入味。

菊杞鯉魚

材　　料：中等大小的鯉魚一條，白菊花25克，枸杞15克。

做　　法：①鯉魚去鱗開膛洗淨，用油稍微煎炸。
②加入白菊花和枸杞，適量水燉熟。

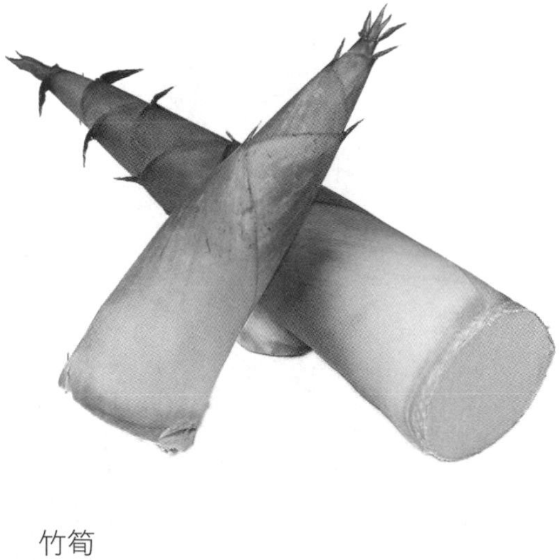

竹筍

用法用量：分次吃肉喝湯。

功　　效：有效治療小孩心肌炎。

養生小語：菊花、枸杞兩者均有明目、養肝、益血、抗衰老、防皺紋、固精氣等保健功效。適合工作繁重、長期要對著電腦工作的人。

遠志棗蝦湯

材　　料：遠志和酸棗仁各15克，蝦殼25克。

做　　法：一同煎湯。

用法用量：每天喝一次。

功　　效：對於小孩病毒性心肌炎有良好的治癒作用。

養生小語：酸棗仁末入粥中酸甘適口，深受歡迎。酸棗仁生用炒用均可，炒時間過長能破壞有效成分，可微炒片刻研末。

玉竹燉羊心

材　　料：羊心一個，鮮玉竹15克，薑末、蔥花、食鹽、味精等調味適量。

做　　法：羊心洗淨切片，加上適量水和鮮玉竹一起燉熟，加上調味即可食用。

用法用量：適量食用。

功　　效：對於病毒性心肌炎有很好療效。

養生小語：玉竹性味甘平，具有養陰、潤燥、除煩、止渴的功效。胃有痰濕氣滯者忌食用。

飲食禁忌：羊心忌與生椒、梅、紅豆、苦筍同食。

豬心棗米粥

材　　料：紅棗5顆，豬心1個，小麥30克，白米50克。

做　　法：①紅棗洗淨去核，豬心淨切片勾芡。

②小麥搗碎後和紅棗、白米煮粥。

③鍋內沸騰後加入豬心片和相關調味，粥熟後即可。

用法用量：每天吃一次。

功　　效：可有效治療小孩病毒性心肌炎。

養生小語：對婦人臟燥者，小麥宜與紅棗、甘草同食；對自汗盜汗者，小麥宜與紅棗、黃耆同食。

第七節 小孩鵝口瘡症的藥膳方

小孩鵝口瘡又叫「雪」口，俗稱「白口糊」，是兩歲以內嬰幼兒常見的一種炎症。它是由白色念珠菌感染後引起的。鵝口瘡見於上、下唇，頰部，舌，上齶及咽等部位。表現為乳白色或灰白色奶瓣樣，或呈片狀斑膜或白色斑點。當用力擦白膜時，易引起黏膜出血。小孩鵝口瘡如果比較嚴重，會有低燒症狀，吞咽和呼吸困難，進食食物和水會刺痛瘡口部位。下面介紹幾種治療小孩鵝口瘡的藥膳方法。

橄欖蘿蔔汁

材　料：鮮橄欖50克，生白蘿蔔500克。

做　法：①將鮮橄欖搗爛，生白蘿蔔切成塊，搗碎。

②白蘿蔔搗碎與橄欖泥拌勻，加水500毫升，用小火熬20分鐘，濾汁即可。

用法用量：茶飲，每天一飲。

功　效：堅持用可以有效治療小孩鵝口瘡。

養生小語：白蘿蔔汁是脂溶性的，不容易消化，所以我們喝白蘿蔔汁時加一點麻油或者橄欖油的吸收效果會更好。

苦瓜汁

材　料：苦瓜汁60毫升，冰糖適量。
做　法：將苦瓜汁在砂鍋內煮開，加入冰糖攪拌溶化後即可。
用法用量：隨量服用。
功　效：能治療小孩鵝口瘡。
養生小語：苦瓜味苦、性寒，脾胃虛寒者不宜生食，食之令人吐瀉腹痛。

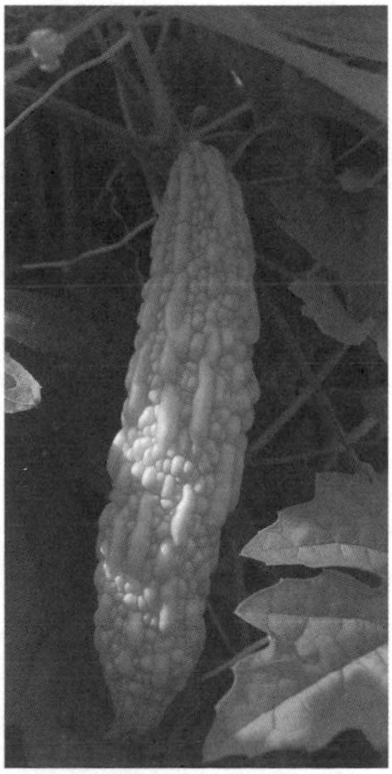
苦瓜

冰糖蓮參湯

材　料：蓮子12顆，西洋參3克，冰糖25克。
做　法：①將蓮子去芯，西洋參洗淨切片。
②蓮子和西洋參在碗內加水浸泡，泡發後加入冰糖隔水燉一個小時後即可。
③西洋參片可以用兩次，最後一次可以吃掉。
用法用量：喝湯吃蓮子肉，隨量服用。
功　效：能有效治療小孩鵝口瘡。
養生小語：西洋參與人參在藥性方面有寒溫之別，雖均有補氣作用，但西洋參的藥力不及人參，如低血壓或休克治療，以人參為佳。而高血壓、眩暈、咽痛口乾者，用西洋參為宜。

溫馨提醒：

治療小孩鵝口瘡的一些民間小偏方：

1．紅糖30克，研磨成粉末後塗抹於小孩瘡口處，一天塗抹四到六次，效果很好。

2．肚臍眼上塗抹適量黃連末，每天更換一次，對於小孩鵝口瘡有療效。

3．將30克皮硝搗爛，肚臍眼塗抹適量，然後再用紗布或者膠布固定，每天更換一次，有效治療小孩鵝口瘡。

4．紅棗3顆洗淨，外加6克萵筍葉煎汁服用，每天服用一兩次，效果很好。

5．蜂蜜30毫升和10毫升生薑汁攪拌均勻後，塗抹在小孩瘡口患處，每天塗抹兩三次，效果不錯。

6．陳皮3克和洗淨的老茄子根10克，外加8克冰糖，用水煎汁服用，每天服用一兩次即可。

7．蕃茄葉子10克，洗淨的甜瓜皮6克，用水煎汁服用，每天服用一兩次。

8．白扁豆和玫瑰花各6克，生薑切片適量，一起煎汁服用，每天服用一兩次，對於小孩病毒性鵝口瘡療效很好。

第八節 小孩水痘的藥膳方

水痘是一到四歲小孩的常見病。水痘又稱水花、水瘡、水皰，較輕的症狀表現為輕微發燒或者沒有發燒，流鼻涕，打噴嚏和咳嗽，一兩天內出疹；如果水痘症狀嚴重，患兒會出現高燒不退，煩躁不安，面目紅赤和口乾口渴，皮膚表面的水痘分布比較密集。治療小孩水痘，可以用如下藥膳食療方法。

粳米蘿蔔粥

材　料：白蘿蔔50～100克，粳米50克。

做　法：①先將白蘿蔔洗淨，切成小薄片。
②將粳米淘洗乾淨，與蘿蔔同放入鍋內，加水適量。
③先用旺火燒沸，後用文火煮成稀粥即可。

用法用量：患有水痘的小孩一天早晚各吃一次。

功　效：此法對於水痘患者和口腔黏膜糜爛症狀有良好療效。

養生小語：此粥具有消食利氣、寬中止渴作用，但不能與人參同時服用。

飲食禁忌：白蘿蔔忌與胡蘿蔔、橘子、柿子、人參、西洋參同食。

金銀花粥

材　料：金銀花20克，粳米100克。

做　法：①金銀花清洗乾淨之後，用水煎煮。
②將煎後的藥液同粳米一同煮成稀粥。

用法用量：每天吃兩三次。

功　效：對於水痘發燒的小孩患者有很好的療效。

養生小語：金銀花的花、葉經蒸餾製得的蒸餾液叫金銀花露。夏季用它做成飲料，不僅味道甘甜可口，而且還具有很好的清熱解暑之功。

甘草板藍汁

材　料：金銀花50克，甘草15克，板藍根100克，冰糖適量。

做　法：將上述草藥加水600克煎汁，取汁500克加上冰糖攪拌均勻即可服用。

用法用量：每次服用10克到20克，每天服用數次。

功　效：可以有效治療病毒感染的發燒和水痘，具有清熱解毒的效用。

養生小語：板藍根味苦、性寒，有清熱解毒之功效。體虛而無實火熱毒者忌用。

竹筍燉鯉魚

材　料：中等大小的鯉魚1條，竹筍1個。

做　法：①鯉魚洗淨竹筍去皮切片一起放入砂鍋。
②旺火煮沸後慢燉半小時，添加適量調味料即成。

用法用量：每次飲湯半杯，每日兩次。

功　效：能有效清熱解毒生津，對於小孩水痘初期，有很好療效。

養生小語：鯉魚各部位均可入藥，鯉魚血可治療口眼歪斜；鯉魚湯可治療小孩身瘡；用鯉魚治療懷孕婦女的浮腫，胎動不安有特別療效。

烹飪指導：烹調魚蝦等水產時不用放味精，因為牠們本身就具有很好的鮮味。

三豆甘草粉

材　料：紅豆50克，綠豆50克，黑豆50克，甘草30克。

做　法：①將紅豆、綠豆和黑豆清洗乾淨後一起放入砂鍋。
②加適量水煮熟後，取出來曬乾，然後和甘草一起研磨成細粉。

用法用量：開水沖服。一歲小孩每次服用3克，兩歲小孩每次服用6克，三歲小孩每次服9克，每天服用三次，連服三天。

功　效：具有清熱解毒，有效治療小孩水痘。

養生小語：綠豆性寒涼，素體陽虛、脾胃虛寒、泄瀉者慎食。

烹飪指導：綠豆不宜煮得過爛，以免使有機酸和維生素遭到破壞，降低清熱解毒功效。

鹽煮青蝦

材　料：鮮活青蝦100克，食鹽少許。

做　法：①青蝦清洗乾淨放入鍋內，加水適量。
②慢火煮上15分鐘，快熟的時候加上食鹽即可飲用。

用法用量：不吃蝦肉只喝蝦湯，連續服用三天。

功　效：對於體弱的水痘患兒很有療效。

養生小語：蝦為動風發物，患有皮膚疥癬者忌食。

烹飪指導：色發紅、身軟、掉拖的蝦不新鮮盡量不吃；蝦背上的腸泥應挑去，不能食用。

飲食禁忌：蝦忌與葡萄、石榴、山楂、柿子等同食。

苡薏紅豆粥

材　料：薏仁40克，土茯苓和紅豆各60克，粳米200

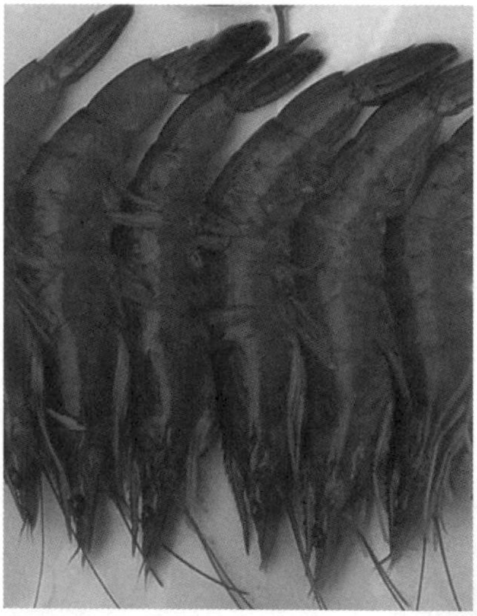

青蝦

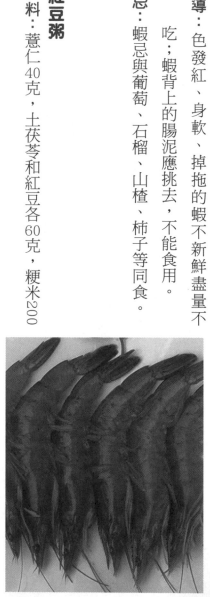

克，冰糖適量。

做　　法：將上述材料洗淨後一起煮成粥，加入冰糖。

用法用量：分成六等份分兩天吃完，一日三次。

功　　效：解毒祛濕，適用於水痘已出、發燒、尿赤者。

養生小語：紅豆與扁豆、薏仁同煮可治療腹瀉。

馬齒莧荸薺糊

材　　料：鮮馬齒莧、荸薺粉各30克，冰糖15克。

做　　法：①鮮馬齒莧洗淨搗汁。

②取汁調荸薺粉，加冰糖，用滾開的水沖熟至糊狀即可。

用法用量：每日一劑。

功　　效：解毒祛濕，適用於水痘已出或將出、發燒、煩燥、便稀溏者。

養生小語：馬齒莧性屬寒滑，食之過多，有滑利之弊。凡脾胃索虛，腹瀉便溏之人忌食；懷孕婦女，尤其是有習慣性流產的孕婦忌食。

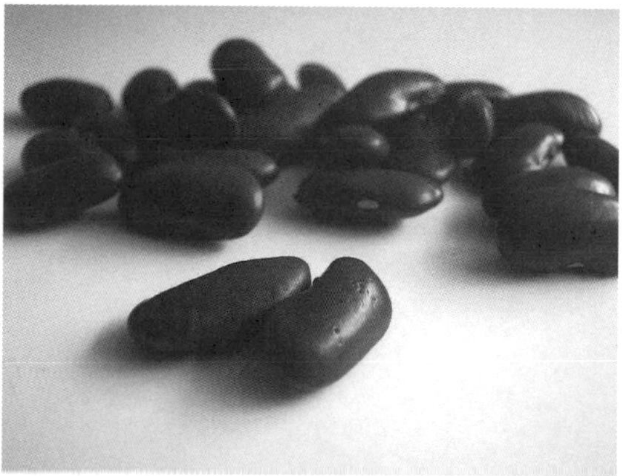

紅豆

胡蘿蔔芫荽湯

材　　料：胡蘿蔔、芫荽各60克。

做　　法：洗淨切碎，加水煮爛，加冰糖服。

用法用量：每日一劑，分三次服完。連服一星期，嬰兒只服湯汁。

功　　效：疏風清熱，有效治療小孩水痘。

養生小語：芫荽味辛、性溫，能發汗解表，宣肺透疹，為風寒外束，疹出不暢可用。疹痘出不快，非風寒外侵及穢惡之氣觸犯者，不宜用。

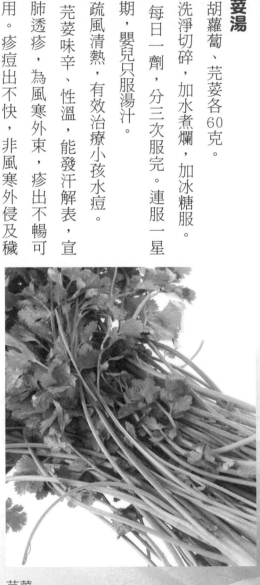

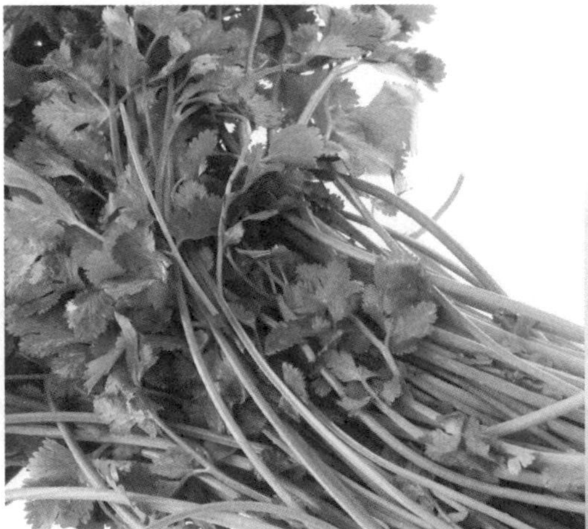

芫荽

溫馨提醒：

小孩水痘的飲食護理：

1、出現水痘症狀後，要避免抓撓破壞水泡。因為水泡破壞後，會引起發炎和損害皮膚的其他部位。讓小孩戴上棉手套，避免用手揉眼，以免水痘的病毒感染眼睛形成角膜炎。

2、小孩出現水痘症狀引起發燒，不要服用阿斯匹林，以免引發併發症，導致小孩腦炎。

3、小孩出現水痘後，要用溫水洗澡，保持清潔避免感染。但是不要用熱水洗澡。

4、飲食方面，不要讓小孩吃燥熱和滋補性的食品。比如豬肉豬油、羊肉、雞肉、雞蛋、肉桂、炒蠶豆、香椿頭、南瓜、鵝、帶魚、香菇、黃耆、荔枝、桂圓肉、梅子、杏子、紅棗、柿子、石榴、櫻桃、栗子、以及炒花生、炒瓜子、糍粑、年糕等。同時要避免吃蔥薑蒜、韭菜、辣椒、胡椒、芫荽以及芥末、咖哩和茴香等辛辣刺激的食品。

第九節 小孩麻疹的藥膳方

麻疹是一種兒童常見的皮膚過敏症，也就是平常所說的「風疹」。症狀表現為皮膚上出現形狀大小不一、隆起的紅色疹子，中間呈現白色，患病部位會比較癢。

常見的食療方法有：

黃豆金針湯

材　　料：黃豆50克，金針25克。

做　　法：黃豆在水中浸泡一晝夜，將金針清洗乾淨，和黃豆一起煮熟即可。

用法用量：喝湯，一天之內分三次喝完，連續服用三天。

功　　效：治療小孩麻疹。

養生小語：黃豆在消化吸收過程中會產生過多的氣體，造成胃脹氣，故消化不良、有慢性消化道疾病的人應盡量少食。

芫荽洋蔥湯

材　料：香菜（又稱芫荽）15克，洋蔥3個，豆豉10粒，適量香油精鹽。

做　法：①將香菜洗淨切段，洋蔥洗淨切片。
②和豆豉一起煎湯，放入適量香油精鹽，飲湯。

用法用量：一天服用一劑，分三次喝完，連續服用三日。

功　效：治療小孩麻疹。

養生小語：洋蔥所含香辣味對眼睛有刺激作用，患有眼疾、眼部充血時，不宜切洋蔥。

蓮子百合湯

材　料：蓮子30克去芯，百合30克，冰糖15克。

做　法：一起慢火燉至爛熟。

用法用量：每天服用一劑，連續服用七天到十天，隨意服用。

功　效：治療小孩麻疹。

養生小語：蓮子能平補不峻，可以久服。伏案誦讀、勞傷心脾、記憶減退、納穀不香者，可常吃蓮子粥。

粳米百合粥

材　料：粳米200克洗淨，百合60克，薏仁和淮山各40克。
做　法：一同煮粥。
用法用量：分成六等份，一天三次，連續服用七到十天。
功　效：治療小孩麻疹。
養生小語：鮮百合具有養心安神、潤肺止咳的功效，對病後虛弱的人非常有益。

芋頭豬排

材　料：豬排骨100克，芋頭50克。
做　法：①豬排骨洗淨入沸水燙去血污再撈出來洗淨。
②芋頭洗淨切塊，連同豬排一起放入砂鍋文火慢燉。
用法用量：每天吃兩次。
功　效：治療小孩麻疹。
養生小語：生芋有小毒，食時必須熟透；生芋汁易引起局部皮膚過敏，可用薑汁擦拭以解之。

黃耆瘦肉粥

材　料：當歸和黃耆各20克，防風10克，瘦豬肉60克。

做　法：將當歸、黃耆和防風用紗布包好，豬肉洗淨切塊一同燉熟。

用法用量：可以飲湯吃肉。

功　效：治療小孩痲疹。

養生小語：防風味辛甘，性微溫而潤，為「風藥中之潤劑」，元氣虛、風濕者禁用。

鴿蛋粳米粥

材　料：粳米200克，鴿蛋8顆。

做　法：①粳米洗淨，鴿蛋打破在碗中攪勻備用。
②粳米放入砂鍋煮粥，粥熟時淋入鴿蛋攪勻，稍煮即成。

用法用量：一天兩次，四次服完。

功　效：此法具有解毒效果，能有效治療小孩痲疹。

養生小語：鴿蛋味甘、鹹，性平；能解毒。在痲疹流行期間，讓小孩每日食兩顆煮熟的鴿蛋，既可預防痲疹又有解毒功效。

粳米甜菜粥

材　料：粳米200克，新鮮甜菜400克。

做　法：①甜菜清洗乾淨，切碎或搗汁。
②粳米清洗乾淨和甜菜一起放入砂鍋煮粥，根據小孩口味添加適當調味料。

用法用量：分四次溫熱服用。

功　效：清熱解毒，健脾益胃，對小孩麻疹透發不暢、熱毒下痢等症療效很好。

養生小語：甜菜味甘性涼、清熱解毒、透疹止痢，與粳米煮粥，可助麻疹透發。脾虛腹瀉者忌食。

蕪菁蘿蔔粥

材　料：蕪菁75克，紅蘿蔔75克，粳米75克，生薑3克，白糖適量。

做　法：①蕪菁和蘿蔔清洗乾淨後切塊，生薑洗淨切片。
②將上述材料連同粳米一起入砂鍋加水煮成稠粥，然後加入白糖即成。

用法用量：分次隨量服用。

功　效：此法具有清熱解毒和潤肺的作用，能有效治療小孩麻疹，對於小孩消化不良和浮腫脹滿也有療效。

養生小語：生食紅蘿蔔，就會有90％的胡蘿蔔素成為人體的「過客」而被排泄掉，發揮不了營養作用。所以紅蘿蔔不宜生吃。

砂鍋羊肉

材　料：羊肉100克，香菜（又名芫荽）100克，白酒適量。

做　法：①羊肉洗淨後入沸水，去掉血污和腥膻。

②用清水將羊肉洗淨，連同洗淨的芫荽一起放入砂鍋中。

③加水並倒入白酒幾滴，煮沸改文火煮1小時即成。

用法用量：每次飲湯半杯，每日兩次。

功　效：此法可有效治療小孩痲疹。

養生小語：羊肉味甘而不膩，性溫而不燥，具有補腎壯陽、暖中祛寒、溫補氣血、開胃健脾的功效。冬季是吃羊肉的最佳時期，既能抵禦風寒，又可滋補身體。

桑葉米粥

材　料：冬桑葉5克，粳米25克。

做　法：①將冬桑葉清洗乾淨後煎汁備用。

②粳米淘洗乾淨入鍋，加水250毫升，旺火燒開後慢火熬成稀粥。

③加入桑葉汁，再稍微煮一下即可。

用法用量：可以根據小孩情況隨意服用。

功　效：此法對於小孩外感風熱、咳嗽頭痛和痲疹都有很好療效。

養生小語：外感風寒和發燒惡寒的小孩不宜服用。

溫馨提醒：

小孩麻疹如果護理得當，一般七到十天可以痊癒。如果護理不當，很有可能引發肺炎、腦炎、喉炎甚至心衰等併發症。正確的護理方法如下：

1、讓患兒維持充分休息和足夠的睡眠時間，室內保持濕潤清靜，保持通風。患兒如情況嚴重，如手腳冰冷臉色發青，疹子顏色異常，一定要盡快就醫。

2、注意患兒衛生，尤其是皮膚、嘴巴、眼睛和鼻子要保持清潔。患兒口鼻嘴唇發乾，可用食用油塗抹，手、臉、屁股每天要用溫水清洗；如果出現眼屎較多，用柔軟毛巾蘸取溫水擦拭。平時注重給孩子修剪指甲，避免疹子發癢抓破而感染發炎。

3、麻疹患兒不必忌口，可讓孩子吃一些富有營養容易消化的食品。一些鹼性食品，比如海帶、黃瓜、葡萄、香蕉、蘿蔔、蕃茄或者芝麻綠豆等食品，對於減少小孩麻疹發病很有補益。

4、患兒要防止著涼，但也不宜穿衣蓋被過於厚重，以免影響孩子呼吸和體溫的發散。

5、家長如患感冒，要避免接觸患兒，以免進行交叉傳染。如要接觸患兒，則要戴上口罩，避免正對孩子呼氣。

第十節 小孩貧血藥膳方

小孩貧血一般表現為不愛活動，食慾減退，容易疲勞，精神變差，煩躁不安等症狀，嘴唇眼結膜、指甲和手掌表現為蒼白色。貧血可導致幼兒發育遲緩，毛髮乾枯和營養低弱。

下面的食療方法可以有效治療小孩貧血：

紅棗黑木耳湯

材　料：黑木耳5克，紅棗5粒，冰糖適量。

做　法：①紅棗掰開，和黑木耳一同置入小碗中。
②加適量水和適量冰糖，隔水蒸30分鐘到40分鐘。

用法用量：每天服一劑。

功　效：治療小孩貧血。

養生小語：紅棗補中益氣，養血安神。因加工的不同，而有紅棗、黑棗之分。入藥一般以紅棗為主。

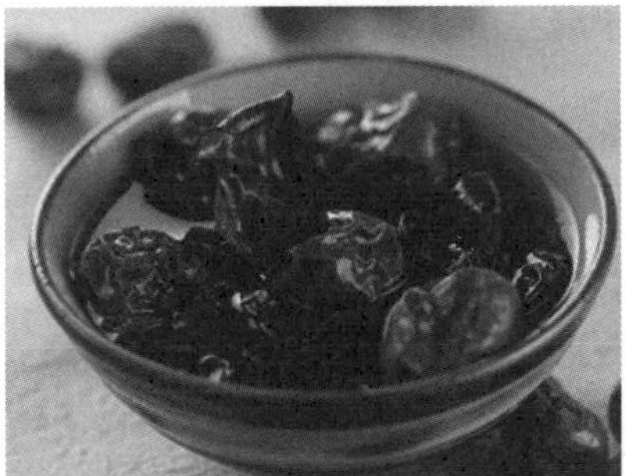

紅棗黑木耳湯

龍眼枸杞粥

材　料：龍眼肉、枸杞各10克，黑米30克。

做　法：①洗淨一同入鍋，加水適量。

②大火煮沸後改小火至米爛湯稠。

用法用量：每天服用一劑，一天服用兩次。

功　效：治療小孩貧血。

養生小語：龍眼俗稱「桂圓」，桂圓大補，不宜久用。

烹飪指導：挑選龍眼要注意剝開時果肉應透明無薄膜，無汁液溢出，留意蒂部不應沾水，否則易變壞。

桑椹粥

材　料：粳米100克，鮮桑椹30克，蜂蜜適量。

做　法：粳米煮粥八分熟時加入鮮桑椹和蜂蜜，煮至米熟。

用法用量：可做為早、晚餐食用。

功　效：治療小孩貧血。

養生小語：桑椹有黑、白兩種，鮮食以紫黑色為補益上品；未成熟的桑椹不能吃。桑椹可以促進血紅細胞的生長，防止白血球減少，對治療貧血具有輔助功效。

黃耆雞肉粥

材　　料：黃耆15克，母雞1隻，粳米50克，食鹽少許。

做　　法：①將清洗乾淨的母雞切成塊。

②與黃耆一同加水煮沸，再用文火將雞肉燉至酥爛。

③粳米洗淨放入雞湯煮成米粥，加少許食鹽調味。

用法用量：喝湯吃肉，隨量食用。

功　　效：對小孩貧血有補益。

養生小語：黃耆以補虛為主，具有補而不膩的特點。在燒肉、燒雞、燒鴨時，放一些黃耆，增加滋補作用，效果不錯。

花生紅棗黑米粥

材　　料：紅棗5顆，黑米50克，帶紅衣花生米15克，白糖適量。

做　　法：①將紅棗、黑米、花生米一同放入鐵鍋。

②加水400毫升，大火煮沸後改小火熬成粥。

③用鍋鏟將紅棗搗如泥狀，揀去棗皮及棗核，再加白糖調味。

用法用量：可供早、晚餐服食。

功　　效：健脾益氣，養心補血。主治心脾兩虛型小孩貧血。

養生小語：將花生連紅衣一起與紅棗配合使用，既可補虛，又能止血。

烹飪指導：在花生的諸多吃法中以燉吃為最佳。這樣既避免了招牌營養素的破壞，又易於消化。

菠菜羊肝湯

材　料：羊肝50克，菠菜75克，雞蛋1個。

做　法：①羊肝洗淨切片，入砂鍋，加水適量煮熟後將羊肝搗碎。

②菠菜洗淨入鍋，再加佐料，打入雞蛋，蛋熟即可服食。

用法用量：適量食用。

功　效：補血，適用於小孩缺鐵性貧血。

養生小語：菠菜含有草酸，圓葉品種含量尤多，食後影響人體對鈣的吸收，因此，食用此種菠菜時宜先煮過去掉菜水，以減少草酸含量。

蓯蓉蟲草雞

材　料：母雞1隻，肉蓯蓉6克，冬蟲夏草3克，蔥、薑、鹽適量。

做　法：①中藥裝袋，母雞去毛內臟洗淨，將藥材放入雞肚子中。

②加蔥、薑、鹽、水適量燉煮，至雞肉爛熟。

用法用量：佐餐適量服食。

功　　效：治療小孩貧血。

養生小語：冬蟲夏草味甘、性溫，是適合人群最廣的補品。藥性溫和，不像人參會使人產生燥熱，有人參之益而無人參之害。

補血糯糕

材　　料：黑米500克，白糖500克。

做　　法：①黑米洗淨，放入碗中，加水適量，隔水蒸熟成米飯。
②涼後將白糖拌入米飯內攪勻，倒入撒有白糖的大盤內。
③上面再撒一層白糖，糯米糕壓平，切成若干塊。

用法用量：代替點心隨意服食。

功　　效：治療小孩貧血。

養生小語：黑米味甘、性溫，能夠益氣補血，所含營養成分多聚集在黑色皮層，故不宜精緻加工，以食用糙米為宜。

烹飪指導：煮粥時，夏季將黑米用水浸泡一晝夜，冬季浸泡兩晝夜，淘洗次數要少，泡米的水要與米同煮，以保存營養成分。

參耆當歸羊肉湯

材　料：羊肉250克，黨參、黃耆、當歸各10克，蔥、薑各適量。

做　法：①羊肉切丁，用蔥、薑各適量炒至變色。

②與黨參、黃耆、當歸裝入紗布袋內一同置入砂鍋中，加水及佐料。

③文火煨至羊肉爛熟。

用法用量：搭配正餐食肉喝湯。

功　效：治療小孩貧血。

養生小語：當歸味甘、辛、微苦。柴性大、乾枯無油或斷面呈綠褐色者不可供藥用。

參棗湯

材　料：紅棗20克，黨參15克，白糖適量。

做　法：①紅棗洗淨，用水浸泡1小時。

②與黨參一起以文火同煮20分鐘，去渣取汁，加入白糖適量攪勻。

用法用量：每天服用一劑，分兩次服用。

功　效：治療小孩貧血。

養生小語：黨參補氣兼能養血，與紅棗搭配，可以補中益氣。

枸杞南棗荷包蛋

材　料：枸杞5克、南棗（南方產的紅棗）3顆，雞蛋3個。

做　法：①枸杞、南棗洗淨，加水適量煮沸後改小火燉40分鐘。

②將雞蛋打入鍋，繼續加熱5分鐘即可。

用法用量：喝湯，吃雞蛋、枸杞和棗肉，每天服用兩次。

功　效：治療小孩貧血。

養生小語：枸杞溫熱身體效果明顯，所以正在患感冒發燒、炎症、腹瀉的人最好別吃。

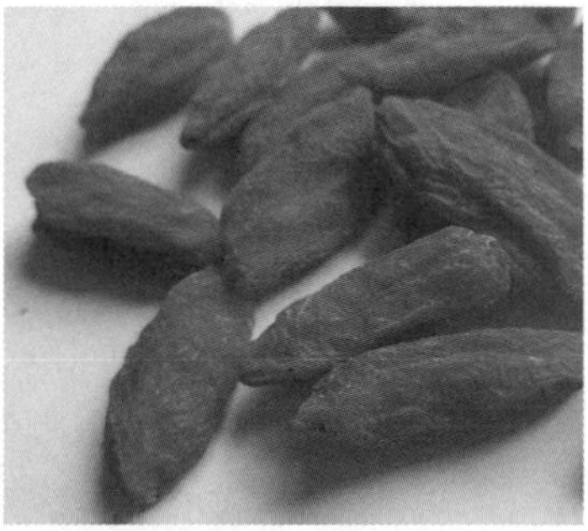

枸杞

黃豆豬肝

材　料：豬肝50克洗淨，黃豆適量。

做　法：①豬肝洗淨切片。

②黃豆清水泡發，入鍋，加水適量煮熟。

③放入豬肝片煮熟，加少許佐料即可。

用法用量：一劑／日，分三次吃完。

功　效：滋養肝腎。主治肝腎陰虛型小孩貧血。

養生小語：黃豆營養豐富，能夠加工成多種多樣的食品。但若加熱不充分，食用後可引起中毒。

乾炒黃豆不能完全破壞其毒素，所以不能多食。

烹飪指導： 生黃豆中含有抗胰蛋白酶因子，影響人體對黃豆內營養成分的吸收。所以食用黃豆及豆製食品，燒煮時間應長於一般食品。

鮮茄炒豬肝

材　料： 豬肝100克，紫心番薯250克，蕃茄2顆，麵粉50克，醬油、鹽、糖各適量，澱粉少許，花醬油500克（約耗50克）。

做　法： ①豬肝用鹽醃10分鐘，用水沖後，切成碎粒。

②番薯連皮洗乾淨，整個放在水中煮軟，撈起剝皮，壓成泥狀。

③加入肝粒、麵粉，攪拌成糊狀。

④用手捏成厚塊，放進油鍋中煎至兩面呈金黃色，為肝扒。

⑤蕃茄切成塊，放入油鍋中加醬油、鹽、糖略炒，將澱粉芡汁淋在肝扒上即成。

用法用量： 根據小孩的口味隨意食用。

功　效： 治療小孩貧血。

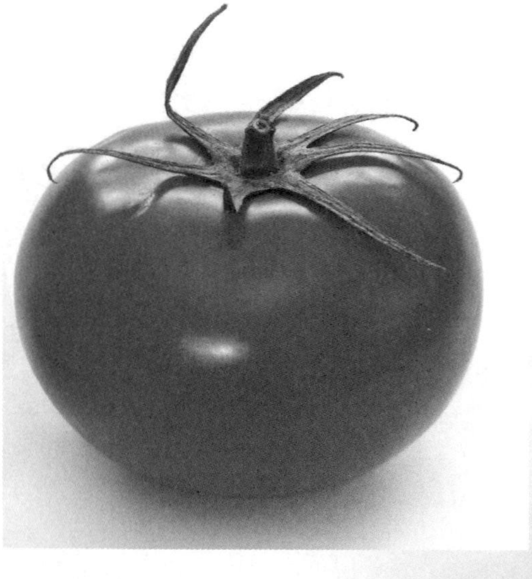

養生小語：此菜餚適合6～12個月的寶寶和學齡前兒童食用。肝含鐵多，可幫助構成紅血球中的血色素。

溫馨提醒：

一般而言，嬰幼兒的貧血是由於缺鐵所引起的。缺鐵性貧血的患兒，如果注重平時飲食，多吃含鐵量高的食品，可有效改善貧血症狀。

含鐵食品主要有：黃豆及其豆製品、芹菜、柚子、豬心、豬肚、動物血液、瘦肉、動物肝臟、桃、李、杏、紅棗、雞蛋黃、無花果、菠菜、葡萄乾、蘑菇、橘子、木耳、油菜和黑豆等。

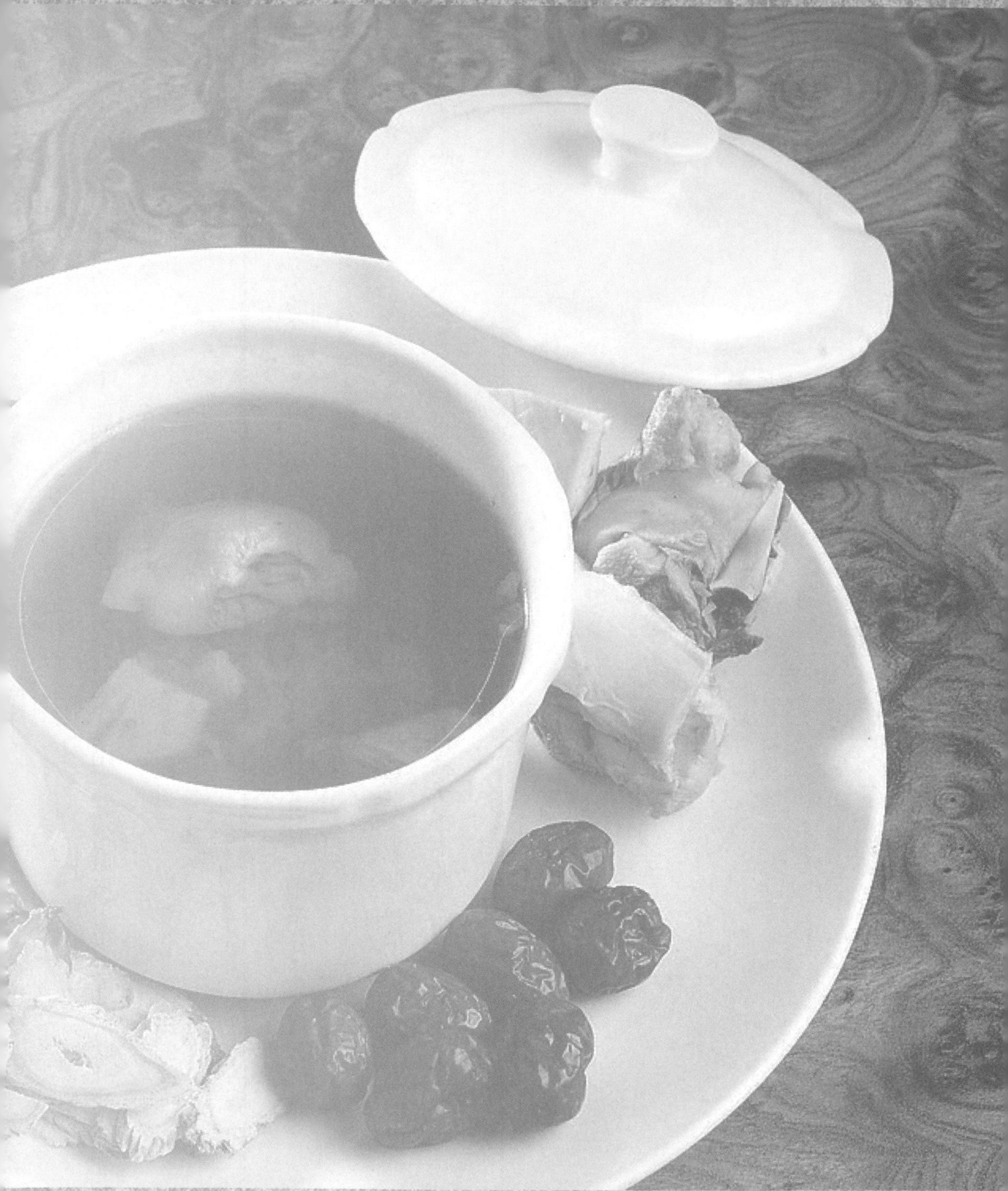

第三章

婦科問題的中醫食療菜單

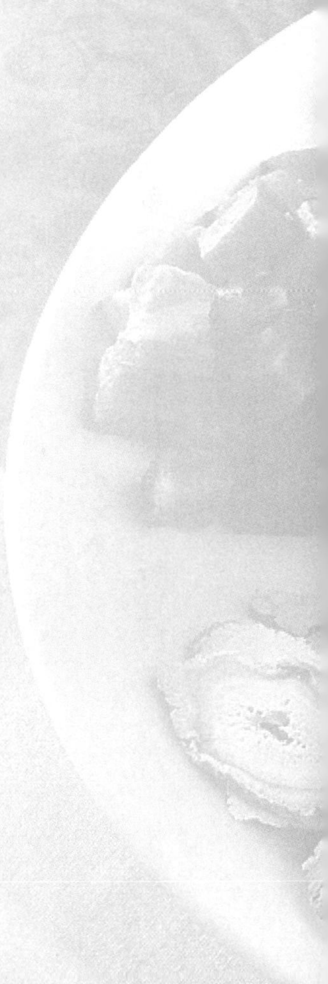

第一節 女性帶下的藥膳調理

帶下是一種婦科常見病，主要表現為帶下增多，顏色氣味異常，以白帶、黃帶、赤白帶最為常見。女性帶下常見症型有三種，分別為脾虛濕盛型帶下、腎虛寒濕型帶下和濕熱濕毒型帶下。建議女性朋友先去醫院認定帶下症型，再採取相關的食療藥膳治療措施。

治療女子帶下的常見藥膳食療如下：

豬腰湯

材　料：豬腎（豬腰子）2個，桑椹子3克，韭菜籽10克，菟絲子20克，生薑1片。

做　法：①將桑椹子、韭菜籽和菟絲子、生薑清洗乾淨用白紗布包好。
②豬腎切開去掉白脂膜，用清水清洗乾淨後切成厚片。
③將上述材料隔水燉3小時，調味即可。

用法用量：隨量喝湯吃豬腰子。

功　效：此法能有效補益肝腎，對於女性帶下有顯著療效。

養生小語：以豬腎為補，腎虛熱者宜食之；若腎氣虛寒者，非所宜矣。

白扁豆湯

材　料：去皮白扁豆20克，淮山30克，紅糖適量。

做　法：一同煮湯，加適量紅糖再煮片刻即可食用。

用法用量：每天分兩次服用，連續服用。

功　效：對於赤白帶下和脾虛有濕有明顯療效。

養生小語：白扁豆宜與粳米煮粥，健脾之力更強，對脾胃素虛，食少便溏頗有效果，更為中老年人的長壽粥膳佳品。

羊肝韭菜

材　料：韭菜150克，羊肝250克，食油和食鹽適量。

做　法：①韭菜清洗乾淨切段備用。
②羊肝洗淨切片，用植物油大火煸炒片刻。
③放入韭菜一起炒，加食鹽適量調味即可食用。

用法用量：隨量食用。

功　效：對於女性月經不調和經漏帶下都有顯著療效。

養生小語：羊肝味甘、苦，性涼，有益血、補肝、明目的作用。其中補益功效以青色山羊肝最佳。

飲食禁忌：羊肝忌同豬肉、梅子、紅豆、生椒一起食用。

烹飪指導：肝是體內最大的毒物中轉站和解毒器官，所以，買回的新鮮羊肝不要急於烹調，應該把肝放在自來水龍頭下沖洗10分鐘，然後放在水中浸泡30分鐘。

紅豆粥

材　料：粳米和紅豆各100克，白糖適量。

做　法：①紅豆清洗乾淨後放入鍋中煮爛。

②放入粳米一起熬煮成粥，加入適量白糖調味。

用法用量：每天早餐時食用，連續服用一週。

功　效：對於濕熱所致的帶下量多，或黃或白，帶下稠濁等有良好療效。

養生小語：紅豆長於利水祛濕，故水腫，瀉痢黃疸多用之；綠豆長於清暑解藥毒，故暑熱煩渴及藥物中毒等多用之；黑豆長於祛風解毒，故風痺筋攣，產後風痙，癰腫熱毒等多用之。

六味紅棗粥

材　料：紅棗10顆，赤芍、白砂糖、延胡索、山楂條和銀柴胡各10克，白米60克，馬齒莧25克。

做　法：①將馬齒莧、銀柴胡、延胡索和赤芍加水1000毫升大火燒開。

②再用文火煮半個小時後濾去渣滓。

③將白米和紅棗放入藥汁熬粥，加入山楂條和白糖調味拌勻即可。

用法用量：一天服用三次。
功　　效：具有清熱除濕，化瘀止痛的良好作用。適用於濕熱等症。
養生小語：馬齒莧性寒、味甘酸，適宜婦女赤白帶下及孕婦臨產時食用。
飲食禁忌：馬齒莧忌與甲魚同食，否則會使食用者腸胃消化不良，食物中毒等。

綠豆粳米粥

材　　料：粳米100克，金銀花30克，綠豆30克到60克，革解30克，白糖適量。
做　　法：①將革解和金銀花清洗乾淨後煎汁。
②將綠豆和粳米一同放入藥汁中煮粥，然後加入白糖調味即可食用。
用法用量：每天服用一次，溫熱服用。
功　　效：清熱解毒，對於濕熱帶下有很好療效。
養生小語：綠豆清涼解毒，熱性體質及易患瘡毒者尤為適宜。

腐竹白果粥

材　　料：白果12克，腐竹50克，粳米100克。
做　　法：將白果去殼皮，同腐竹、粳米同煮為稠粥。
用法用量：每日一次，空腹食。

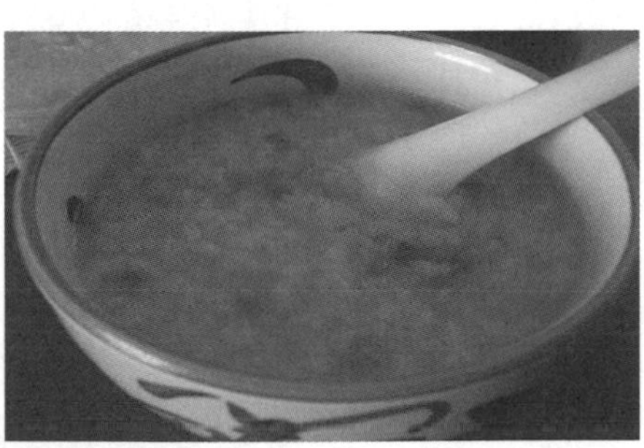

綠豆粳米粥

功　效：適用於脾虛帶下。

養生小語：白果有小毒，不宜多食。

溫馨提醒：

女性帶下的飲食禁忌：

白帶量多清稀，一般而言是脾腎虛弱所導致的，要注意吃一些強健脾臟、滋補腎臟和補氣養血的溫熱性食品，不宜吃品性寒涼的食品，比如生冷瓜果等。赤白帶或者黃帶女性，應該多吃清淡寒涼的食品，不要吃辛辣刺激性的食品、油膩食品和煎炸食品。

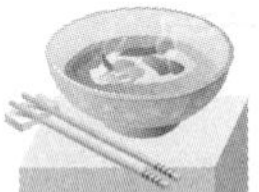

第二節 閉經、月經不調和痛經的食療方法

一、閉經的藥膳調理

中醫認為，體弱多病、腎氣不足、產後失血、體質肥胖、精虧血少以及精神緊張刺激等，都有可能引發閉經。

下面是幾種常見的治療閉經的藥膳方法：

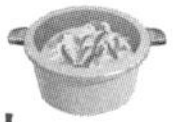

鱉甲燉鴿

材　料：中等大小的鴿子1隻，鱉甲50克。

做　法：①鴿子去毛取出內臟清洗乾淨。

②鱉甲研碎，放入鴿子肚子內。

③將鴿子放入砂鍋文火燉熟後調味服食。

用法用量：隔一天服用1隻，每月連續服用五、六次。

功　效：滋補精血，對於肝腎不足引起的閉經有明顯療效。

養生小語：鱉甲味鹹、性寒，可以治療經閉等症。虛而無熱者忌用。

烹飪指導：選擇鱉甲以身乾、個大、無殘肉、潔淨者為佳。

桂圓粥

材　料：薏仁30克，乾桂圓肉9克，紅糖適量。
做　法：一同煮粥，加入適量紅糖調味即可食用。
用法用量：每天服用一劑。
功　效：具有健脾養血調經的作用，適用於氣血虛弱型閉經。
養生小語：準媽媽不宜吃桂圓，桂圓性甘溫，不僅不能保胎，反而易出現漏紅、腹痛等先兆流產症狀。

川芎蛋

材　料：雞蛋2個，川芎8克，紅糖適量。
做　法：加水同煮，雞蛋煮熟剝去蛋殼再煮片刻，去掉川穹渣子，加適量紅糖攪拌即成。
用法用量：吃蛋飲湯。每天分兩次服用完畢，每月連續服用五次到七次。
功　效：具有活血行氣的作用，對於氣血瘀滯型閉經有很好療效。
養生小語：川芎味辛、性溫，陰虛火旺，上盛下虛及氣弱之人忌用。

牛血湯

材　料：新鮮的牛血塊200克，桃仁12克，食鹽味精適量。

做　法：①將牛血塊和桃仁放入砂鍋，再放入適量清水煲湯。

②加入適量食鹽和味精調味即可。

用法用量：隨量食用。

功　效：有效破瘀、行血和通經，對於氣血瘀滯型閉經有較好治療作用。

養生小語：桃仁為破血祛瘀的常用藥物，治閉經、痛經，產後腹痛，癥瘕積聚等氣滯血瘀之症，亦可潤燥滑腸而通便。

蓮子粥

材　料：糯米100克，紅棗20顆，桂圓肉和蓮子肉各50克。

做　法：將上述材料加入鍋中放適量清水，慢火煮粥後即可食用。

用法用量：隨量食用。

功　效：能有效健脾益氣，養心寧神，適用於因脾虛血虧引起的閉經。

養生小語：有感冒現象者，不適合吃桂圓，易上火。

墨魚湯

材　料：墨魚肉200克，地骨皮10克，麻油食鹽適量。

做　法：①墨魚肉清洗乾淨切成片，地骨皮煎成汁。

②將地骨皮藥汁和墨魚一起放入鍋內加少許清水煮湯。
③加入適量麻油和食鹽調味能通經活血和清熱養陰。

用法用量：隨量飲湯吃墨魚。

功　　效：對於陰虛血燥型閉經療效顯著。

養生小語：明朝醫生李時珍稱墨魚為「血分藥」，是婦女貧血、血虛閉經的佳珍。也可以用於治療脾虛水腫、腳氣、小便不利。

飲食禁忌：墨魚與茄子相剋，勿同食。

墨魚炒薑絲

材　　料：去骨墨魚400克，生薑50～100克，食油食鹽各適量。

做　　法：①墨魚清洗乾淨切片，生薑洗淨切絲。
②砂鍋內放油，將薑絲和墨魚同炒，加食鹽適量調味。

用法用量：每天吃兩次，佐餐。

功　　效：常吃具有補益脾胃、補血通經和散風寒的功效，適用於血虛閉經。

養生小語：墨魚味甘、性寒，脾胃虛寒的人應少吃。

雞金粥

材　料：生淮山45克，糯米50克，雞內金13克。

做　法：①生淮山洗乾淨切片，糯米淘洗乾淨備用。
②將雞內金用文火燉煮一個小時後，加入糯米和淮山煮粥後即可食用。

用法用量：每天服用兩次。

功　效：具有健胃消食、活血通經的作用，對於氣滯血瘀所致的閉經療效顯著。

養生小語：淮山有收澀的作用，故大便燥結者不宜食用。

溫馨提醒：

節食不當容易引發閉經。

有些女性為了身材苗條，不惜放棄對美味的誘惑而節飲縮食。殊不知，不科學的節食，會導致人體營養供應補給下降，進而引發閉經。

人體大腦內有兩個和食物有關的中樞：攝食中樞和飽食中樞。當人們強制節食時，兩個食慾中樞的功能會發生錯亂，導致腦垂體分泌的促黃體生成素和促卵泡素相繼減少，進而引發閉經症狀。所以專家提示，減肥之前要認真了解自身身體狀況，配合專家建議來節食減肥，不可無科學的盲目節食減肥。

同時有專家稱，女性如果經常素食，會破壞體內的激素分泌，導致月經周圍紊亂或者閉經。醫學專家建議，女性膳食要葷素科學搭配，比例得當。

二、月經不調的食療方法

月經不調也叫月經失調，是一種婦科常見病，具體表現為月經週期和月經期間出血量異常，經前或者經期容易腹痛。

治療月經不調的食療藥膳方法如下：

馬蘭滷香乾

材　料：新鮮馬蘭頭400克，滷香乾4塊，味精、糖、鹽、痲油各適量。

做　法：①滷香乾切末。

②馬蘭頭擇洗乾淨，在開水中焯1分鐘取出浸入冷水，涼後切成碎末。

③然後和滷香乾攪拌，用味精、精鹽和白糖調味，加入適量痲油拌勻即成。

用法用量：佐餐當菜，隨意服食。

功　效：這道涼拌菜清熱涼血，對於月經不調有很好的輔助治療作用。

養生小語：馬蘭頭屬野生佳蔬，抗病蟲性強，無需施肥料、農藥，故不受農藥污染，實乃是難得的天然保健食品。

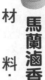

豆豉羊肉

材　料：生薑15克，羊肉100克，豆豉500克，食鹽適量。

做　法：①將生薑洗淨切片。

②羊肉洗淨，沸水中汆去血污切塊。

③生薑和羊肉加上豆豉，一同放進砂鍋中煮至熟爛，加適量食鹽調味。

用法用量：每次月經前一週開始服，連續服用一週。

功　效：具有養血調經和溫經散寒的功效，適用於月經不調，屬血寒型的女性服用。

養生小語：羊肉性溫熱，常吃容易上火。因此，吃羊肉時要搭配涼性和甘平性的蔬菜，能發揮到清涼、解毒、去火的作用。

茯苓雞

材　料：中等大小的烏雞1隻，紅棗10顆，茯苓9克。

做　法：①將烏雞清洗乾淨，用開水汆去血污。

②紅棗和茯苓放入雞腹內，用清潔的絲線縫合好。

③放在砂鍋內煮爛，除去藥渣即可。

用法用量：喝雞湯吃食雞肉，分成兩等份，一天分兩次吃完，月經之前連服用三劑。

功　效：具有補氣益血調經的作用，適用於月經不調，屬氣虛型的女性。

養生小語：烏雞被人們稱做「名貴食療珍禽」，適合一切體虛血虧、肝腎不足、脾胃不健的人食用。

烹飪指導：烏雞連骨（砸碎）熬湯滋補效果最佳。燉煮時最好不用高壓鍋，使用砂鍋文火慢燉最好。

水魚菜肉湯

材　料：一斤大小的水魚1條，瘦豬肉200克，木耳15克，金針30克，食鹽適量。

做　法：①水魚剖腹洗淨，木耳泡發洗淨，金針洗淨。
②瘦豬肉用開水汆去血污洗淨切成塊。
③將上述材料加水適量，燉盅加蓋隔水燉兩三個小時。
④煮爛後加入食鹽等調味即可食用。

用法用量：隨量食用。

功　效：此藥膳具有補腎和血、滋陰降火的功效，適用於月經不調、屬血虛型的女性食用。脾胃寒濕者不宜食用。

養生小語：吃魚別丟掉魚鱗。魚鱗是一種營養價值很高的佳品，具有多種營養保健及醫療作用，而且味道醇厚可口。

紅棗薑豆湯

材　料：紅棗6顆洗淨，生薑3片，黑豆50克。

做　法：將上述材料一同加水煎煮，一直到黑豆熟爛。

用法用量：喝湯吃棗吃黑豆，每天服用一劑，月經前三天開始服。

功　效：補血調經，對於月經不調，屬血虛型的女性患者，具有很好的補益作用。

養生小語：黑豆雖屬保健佳品，但一定要煮熟吃，因為在生黑豆中有一種叫抗胰蛋白酶的成分，會影響蛋白質的消化吸收，引起腹瀉。

青皮山楂粥

材　料：青皮10克，生山楂30克，粳米100克。

做　法：①將青皮和生山楂放入砂鍋，加適量水濃煎40分鐘，濾去渣滓留液汁待用。
②粳米淘洗乾淨後放入砂鍋，小火煨成稠粥。
③粥快要熟的時候，放入煎好的藥液拌勻，繼續小火煮沸即可食用。

用法用量：早晚兩次服用。

功　效：具有調經止痛和理氣活血的良好功效，對於月經不調，屬氣滯血瘀型的女性，有很好的治療效果。

養生小語：孕婦喜酸，但不宜多吃山楂。因為山楂有收縮子宮平滑肌的作用，有可能誘發流產。

艾葉糖米粥

材　料：新鮮艾葉30克（乾艾葉15克），紅糖適量，南粳米50克。

做　法：①將艾葉清洗乾淨後煎汁，濾去渣滓。

②將紅糖和粳米一同放入藥液中熬粥。

用法用量：每天早晚兩次溫熱服用。月經來之前的前三天停止服用，月經過後三天開始服用。

功　效：具有散寒止痛和溫經止血的功效。對於虛寒性痛經以及月經不調、小腹冷痛等症狀有明顯療效。

養生小語：此藥膳陰虛血熱的女性不宜服用。

當歸燉羊肉

材　料：當歸100克，羊瘦肉1000克，生薑60克，食油食鹽少許。

做　法：①當歸用紗布包好，羊瘦肉洗淨用開水燙去血污腥臊切塊。

②生薑切片，在油鍋稍微炒一會兒，再放入羊肉塊一起炒。

③將羊肉的血水炒乾後放入清水和當歸，加入適量食鹽調味，小火燜煮至熟。

用法用量：可以隨意吃，分多次吃完。

功　效：具有補血溫中和調經祛風的作用。對於女性血虛經少和月經不調很有療效。

養生小語：燉羊肉由於在煮的過程中保持了原湯原汁，能最大限度地維持營養不流失。

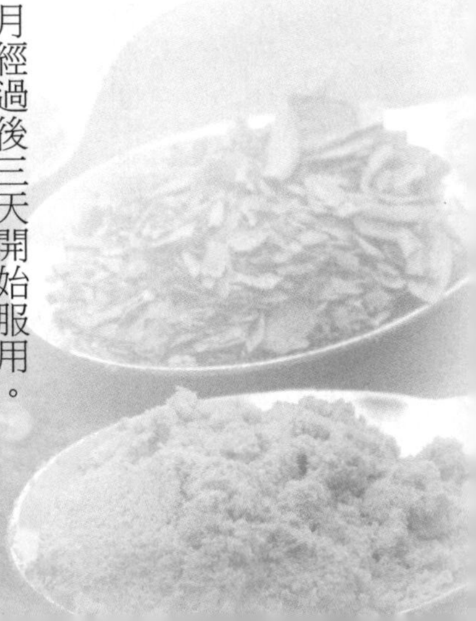

溫馨提醒：

女性月經期間的飲食禁忌

女性經期的飲食需要多加注意，不宜進食以下食品：

第一，生冷類食品

對於中醫所說的寒性食品都要禁食和少吃。寒涼類食品具有滋陰降火和清熱解毒的作用，平時食用對人體都有益處，但月經期間要少吃和不吃這些食品，以免造成月經不調和痛經。

生冷類食品包括：白糖、醬油、綠豆芽、茶葉、綠豆、茶葉、鴨肉、蛋白、蟹、蛤、蚌、海帶、紫菜、西瓜、香蕉、梨、橘、橙、枇杷、甘蔗、柿子、奇異果、楊桃、香瓜、茄、柚子、竹筍、冬瓜、黃瓜、絲瓜、苦瓜、豆腐、芹菜、小白菜、大白菜、菠菜、金針、茄子、蓮藕、茭白筍、薏仁等。

第二，辛辣類食品

辛辣性食物比如辣椒、蔥薑蒜、芥末、酒類飲品、洋蔥、花椒、肉桂和胡椒、丁香等，容易引發經血過多和痛經症狀，女性月經期間不宜食用。

三、女性痛經的食療方法

痛經的常見病型分為肝鬱氣滯、寒凝血瘀和氣血不足三種類型。以下的藥膳方根據不同的情況進行具體施治。

寒濕凝滯型痛經的藥膳食療方法：

寒濕凝滯型痛經具體表現症狀為月經前期或者月經後小腹絞痛或者冷痛、經水量減少、月經顏色變淡夾雜白塊，或者呈現黑豆汁狀以及舌邊發紫或牙齦紫黯等。

當歸羊肉湯

材　料：羊肉500克，生薑片和當歸各25克，桂皮和其他調味料各適量。

做　法：上述材料加入鍋內水煮，直到羊肉爛熟即可食用。

用法用量：每天吃一劑，一日吃兩次。

功　效：可有效治療女性痛經。

養生小語：羊肉湯中不宜加醋，心臟功能不良及血液病患者應特別注意。

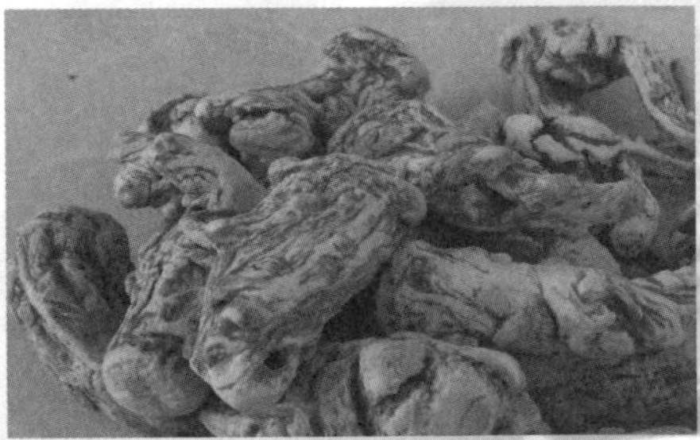

當歸是中醫藥膳裡的常用材料

山楂桂皮汁

材　料：紅糖50克，山楂肉10克，桂皮6克。

做　法：上述材料煎汁。

用法用量：每天服用一劑。

功　效：適用於女性痛經。

養生小語：桂皮香氣濃郁，含有可以致癌的黃樟素，所以食用量越少越好，且不宜長期食用。

茴薑汁

材　料：紅糖30克，生薑20克，小茴香15克。

做　法：紅糖30克，生薑20克切片，連同小茴香15克一起煎汁。

用法用量：飲服，每天服用一劑。

功　效：對女性痛經療效顯著。

養生小語：紅糖中的糖蜜的含量較高，水分和雜質也較多，在存放中極容易受乳酸菌的侵害，所以不宜久放。

香附煮雞蛋

材　料：雞蛋3顆，艾葉和香附各30克。

做　　法：一起加水煮到蛋熟後去殼，繼續煮20分鐘。

用法用量：吃雞蛋，每天服用一劑，連續服用兩三劑。

功　　效：可有效治療痛經。

養生小語：香附調經止痛，凡氣虛無滯、陰虛血熱者忌服。

氣血虛弱型痛經的藥膳食療方法：

氣血虛弱型痛經表現症狀為臉色蒼白、精神疲倦困乏無力、腰膝痠軟和月經色淡量少等。

皮薑胡草雞

材　　料：陳皮和良薑各3克，胡椒6克，草果2顆，一斤大小的雄烏雞1隻，蔥、食醋各適量。

做　　法：烏雞洗淨後切塊。與上述材料一起加適量蔥和醋，煮燉至爛熟。

用法用量：吃肉，喝湯，每天吃兩次。

功　　效：可有效治療女性痛經。

養生小語：雞肉的營養價值要高於雞湯，在吃雞肉的同時兼喝點美味可口的雞湯，既能刺激胃酸分泌，又有助於消化吸收，這才是正確的飲食方法。

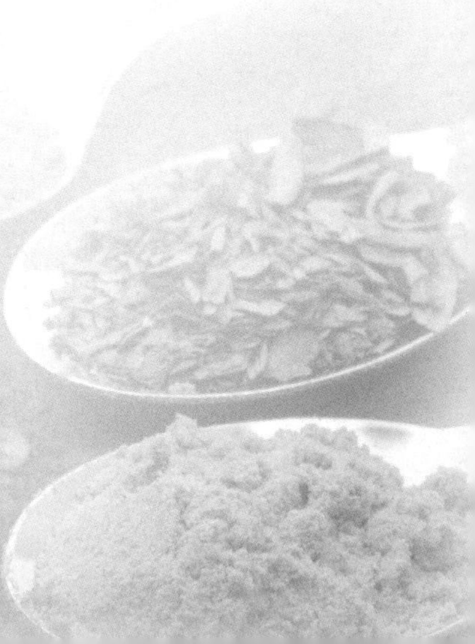

韭菜糖汁

材　料：韭菜250克，紅糖100克。

做　法：①韭菜清洗乾淨搗爛取汁。
②紅糖加水煮沸，加入韭菜汁飲用。

用法用量：女性痛經時每日服用一次，連服兩三天。

功　效：可有效治療女性痛經。

養生小語：《本草綱目》有「正月蔥，二月韭」的記載，就是說，早春生長的韭菜最適合人體健康。

烹飪指導：選購韭菜以葉直、鮮嫩翠綠為佳，這樣的營養素含量較高。

紅棗薑汁

材　料：紅糖100克，紅棗10顆，生薑10克。

做　法：紅糖、紅棗和生薑加水煎汁。

用法用量：月經之前服用，每天服用一劑，連續服用三、五劑。

功　效：對痛經有療效。

養生小語：體質燥熱者，不適合在月經期間喝紅棗水，這可能會造成經血過多。

肝腎虧損型的食療方法：

肝腎虧損型痛經具體表現症狀為月經後腰膝痠軟、頭暈耳鳴、小腹作痛和舌淡苔薄等。

女貞子粥

材　料：女貞子10克，粳米100克，肉桂末2克。

做　法：①將女貞子煎汁後濾去渣滓。

②粳米加入女貞子湯中煮粥，放入肉桂末調勻服用。

用法用量：每天服用一劑，分為兩次服用。

功　效：具有溫經止痛和滋補腎臟的作用，適用於痛經和肝腎虧損等症狀。

養生小語：煮好的女貞子粥適宜晚餐時食用，第二天早上起床後，感覺神清氣爽，精力充沛。

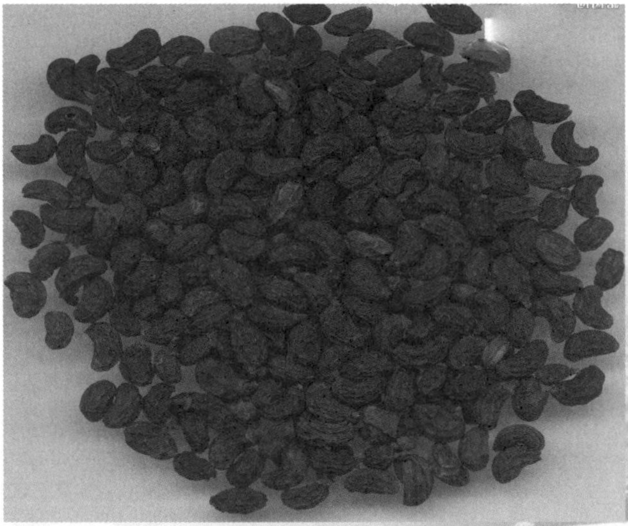

女貞子

黑豆燉雞蛋

材　料：黑豆60克，雞蛋2個，甜酒12克。

做　法：①黑豆加水適量，放入雞蛋，文火煎煮。

②蛋熟後去掉蛋殼再煮幾分鐘，然後放入甜酒服用。

用法用量：隨量服用。

功　　效：有效治療女性痛經。

養生小語：黑豆宜同甘草煎汁飲用，適宜各種食物或藥物中毒之人。

貞花淮山雞

材　　料：中等大小的公雞1隻，女貞子和月季花各30克，淮山60克。

做　　法：上述材料一起燉熟。

用法用量：吃肉喝湯，每月一劑，行經時服，連續服用三個月。

功　　效：有效治療痛經。

養生小語：女貞子有補肝腎和烏髮明目之效，但它不像枸杞一樣酸甜，它有苦味，又很乾澀，故不能直接吃。

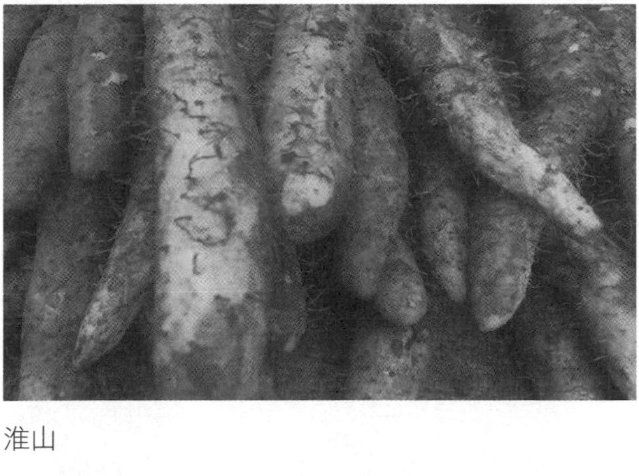

淮山

第三節 女性崩漏的藥膳調理

所謂崩漏，指的是婦女子宮出血沒有週期，突然發生，出血量極大的稱為崩；出血量小，病勢徐緩，淋漓不斷的稱為漏。崩和漏雖然出血情況不同，但是發病過程中很容易互相轉化。青春期和更年期女性比較容易出現崩漏症狀。

幾款常用的崩漏藥膳食療方法如下：

萸藥粥

材　料：山萸肉60克，淮山30克，粳米100克，白糖適量。

做　法：①山萸肉和淮山煎汁濾渣。

②加入粳米和適量白糖煮成稀粥。

用法用量：每日早晚溫熱服用兩次。

功　效：具有補腎斂精的作用，對於腎虛型崩漏有明顯療效。

養生小語：此藥膳不適合因熱致病者服用。

棉籽粉

材　料：棉籽餅100克，黃酒適量。
做　法：將棉籽餅用砂鍋焙乾，研成細粉末。
用法用量：用黃酒沖服。
功　效：有效止血，適用於女性崩漏。
養生小語：黃酒相較於白酒、啤酒，黃酒酒精度適中，是較為理想的藥引子。

韭菜豆漿汁

材　料：韭菜250克，豆漿一碗。
做　法：①韭菜擇洗乾淨，搗爛濾渣取汁。
②兌入豆漿即可。
用法用量：空腹一次飲下。
功　效：具有補氣溫經的功效，適合女性崩漏。
養生小語：飲豆漿忌放紅糖，否則會產生變性物質及乳酸鈣等塊狀物，有損其營養，不利於吸收。

白茅煮雞蛋

材　料：鮮白茅根和側柏葉各90克，雞蛋3顆。
做　法：①鮮白茅根、雞蛋和側柏葉一同放入清水中煮。

②等到雞蛋煮熟後去掉蛋殼，然後再煮30分鐘。

用法用量：每天晚飯前服用一次，連續服用五到七天。

功　　效：具有涼血止血的功效，適合女性崩漏。

養生小語：白茅根味甘性寒，尤以熱症而有陰津不足現象者，最為適用。

百草雞蛋

材　　料：雞蛋3顆，百草霜10克。

做　　法：①雞蛋打破和百草霜攪拌均勻。

②放鍋內乾炒，雞蛋炒熟後即可。

用法用量：隨量服用。

功　　效：對於止血有良好效用，適合女性崩漏。

養生小語：雞蛋和白糖同煮，會使雞蛋蛋白質中的氨基酸形成果糖基賴氨酸的結合物。這種物質不易被人體吸收，對健康會產生不良作用。

飲食禁忌：雞蛋不能與兔肉同吃。

陳皮麥米粥

材　　料：粳米和大麥仁各50克，炒陳皮10克，生苧麻30克，食鹽少許。

做　法：①將陳皮和生苧麻洗淨後煎汁去渣。
②放入大麥仁和粳米一同煮粥。
③粥快要熟的時候放入食鹽少許。
用法用量：兩次服完，每天早晚空腹趁熱服用。
功　效：具有止血、涼血的功效，十分適合血熱崩漏症狀。
養生小語：裸大麥中β-葡聚糖和可溶性纖維含量高於小麥，可做保健食品。

紅米地黃粥

材　料：生地黃50克，紅米100克，冰糖適量。
做　法：①生地黃洗淨煎汁濾渣。
②在生地黃液中加水放入紅米一起煮粥，煮沸後加適量冰糖，煮成粥後即可食用。
用法用量：每天早晚溫熱空腹食用。
功　效：具有涼血止血和清熱生津的功效，適合血熱崩漏症狀。

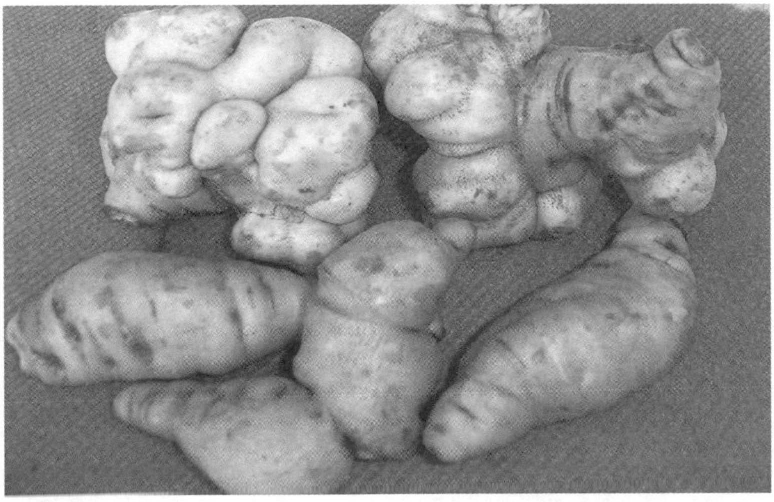

地黃

養生小語：此粥不宜長期食用。服用期間要禁食韭白、薤白、蘿蔔和蔥白等食品。

三七紅棗粥

材　料：粳米100克淘洗乾淨，紅棗5顆洗淨去核，三七3克打破研末，冰糖適量。

做　法：①上述材料一起放入砂鍋內，加適量水煮粥。

②粥快要熟的時候，加入冰糖適量即可食用。

用法用量：每日服用兩次。

功　效：具有化瘀清熱和補血止血的良好功效，對於崩漏下血有良好療效。

養生小語：三七有「止血神藥」之稱，散瘀血，止血而不留瘀，對出血兼有瘀滯者更為適宜。

阿膠米粥

材　料：糯米100克淘洗乾淨，阿膠30克搗碎，紅糖適量。

做　法：①將糯米放入鍋中加適量清水，旺火煮沸後改用慢火細熬。

②等到米粥快要煮熟的時候放入阿膠，一邊煮一邊攪勻。

③煮一兩滾後放入適量紅糖即可。

用法用量：每天服用兩次，三到五天為一療程。

功　效：具有滋陰補虛，養血止血的功效，對於子宮出血及血虛等都有很好療效。

養生小語：此藥膳最好間斷服用，連續服用有可能導致胸滿氣悶的現象。脾胃虛弱者不宜多食。

蔥白雞肉粥

材　料：中等大小的公烏雞1隻，10公分左右的蔥白三條，糯米100克，食鹽和花椒各適量。

做　法：①雞毛去淨，清除內臟，用清水洗淨。

②切塊後放入沸水中汆去血污，撈起來再洗淨入鍋煮爛。

③放入糯米、花椒、食鹽和蔥白燉煮成粥即可食用。

用法用量：每天空腹食用兩次。

功　效：益氣養血，止崩安胎，對於脾虛血虧而致的暴崩下血或淋漓不淨有良好療效。

養生小語：蔥白有發汗解熱的功效，因此在防治感冒上，它的作用可與生薑媲美。

第四節 妊娠貧血的藥膳調理

阿膠羹

材　料：阿膠6克，雞蛋2顆，料酒少許。

做　法：①阿膠研碎成末。

②雞蛋打破調勻放入阿膠和適量料酒，在鍋內隔水蒸15分鐘即可食用。

用法用量：隨量食用。

功　效：此法具有滋陰補血的功效，適用於妊娠血虛貧血等症。

養生小語：阿膠味甘、性平，為補血之佳品，對出血而兼見陰虛、血虛症者，尤為適宜。

阿膠粥

材　料：糯米50克，阿膠30克。

做　法：①將糯米放入適量的水中，用旺火煮。

②快要熟的時候加入阿膠粉，用文火煮熟即可。

用法用量：睡前或者早晨服用。

功　效： 能治療血虛型的妊娠貧血。

養生小語： 阿膠性質黏膩，有礙消化，凡脾胃虛弱，納食不消及嘔吐泄瀉者均忌服。

木耳冰糖

材　料： 白木耳30克，紅棗30個，冰糖適量。

做　法： ①紅棗洗淨，白木耳用溫水泡發洗淨。
②紅棗、白木耳一起放入碗中加適量冰糖和水，隔水蒸一小時後即可食用。

用法用量： 帶皮吃紅棗和木耳，每天服用兩次。

功　效： 具有補氣養血的功效，適用於女性妊娠貧血等症。

養生小語： **白**木耳含有抗腫瘤活性物質，能增強身體免疫力，經常食用可防癌抗癌。

糯米粥

材　料： 黑豆和紅棗各30克，糯米100克，適量紅糖。

做　法： 一起煮粥，加適量紅糖調味即可食用。

用法用量： 隨量食用。

功　效： 妊娠貧血者以此為早餐，對於貧血療效很好。

養生小語： 糯米性極柔黏，難以消化，故脾胃虛弱者不宜多食。

桂圓蓮子粥

材　　料：蓮子和桂圓各15克到30克，糯米20克到60克，紅棗5顆到10顆，白糖適量。

做　　法：①蓮子去掉外皮和蓮芯，紅棗去核。

②與糯米和桂圓一同煮粥後加白糖適量即可。

用法用量：做為早餐食用。

功　　效：對於妊娠貧血氣虛等症有明顯療效。

養生小語：桂圓大補，不宜久用；蓮子能平補不峻，可以久服。

地黃粥

材　　料：熟地黃30克，粳米60克。

做　　法：①將熟地黃用紗布包好，加水500毫升放在砂鍋內浸泡片刻，用文火慢煮。

②砂鍋內藥汁呈棕黃色後，放入粳米煮成藥粥。

用法用量：空腹趁熱隨量服用。

功　　效：對於女性陰虛的妊娠貧血療效顯著。

養生小語：地黃可分為生地和熟地兩種，《本草綱目》載：「地黃生則大寒，而涼血，血熱者需用之，熟則微溫，而補腎，血衰者需用之。男子多陰虛，宜用熟地黃，女子多血熱，

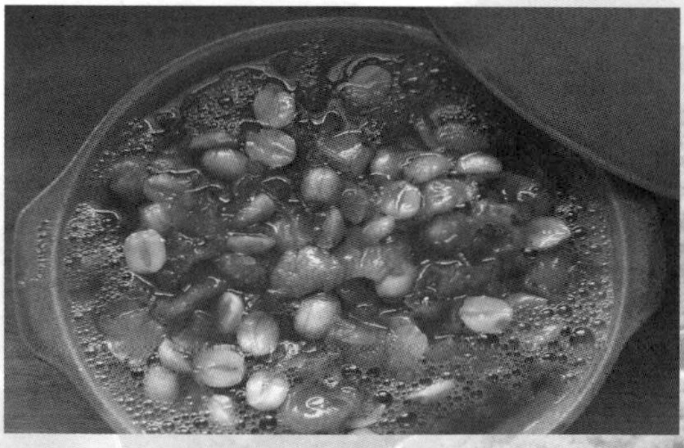

宜用生地黃。」

黃魚薺菜捲

材　料：黃魚肉100克，小蘇打1.5克，肥豬肉25克，雞蛋清300克，蔥末2.5克，荸薺25克，油皮50克，薺菜25克，麵粉60克，植物油1000克（耗用60克），香菜5克，調味料適量。

做　法：①將薺菜擇洗乾淨，切成末；與蛋清的一半量與澱粉調成稀糊。

②豬肥肉、黃魚肉洗淨，荸薺去皮後洗淨，全部切成細絲。

③將以上各材料調在一起，另加入雞蛋清、料酒、鹽、香油、味精等混合成肉餡。

④油皮一張切成兩半，將混合好的魚肉餡在上面攤成長條，再捲成長捲。

⑤在捲好的油皮上抹上稀糊，切成3～4公分的小段。

⑥把麵粉、小蘇打調勻成麵糊。

⑦將已切好的魚捲蘸上麵糊，放在油鍋中炸成金黃色即成。

用法用量：佐餐食用。

功　效：可以防治孕婦缺鐵性貧血。

養生小語：黃魚是發物，哮喘病人和過敏體質的人應慎食。不能與中藥荊芥同食。

牛肉炒菠菜

材　料：牛里脊肉50克，菠菜200克，澱粉、醬油、料酒各5克，植物油20克，蔥、薑末適量。

做　法：①將牛里脊肉切成薄片。

②將牛肉片泡入澱粉、醬油、料酒、薑末調好的汁中。

③菠菜擇洗乾淨，用開水焯一下，撈出，瀝乾水分，切成段。

④放油鍋中燒熱，放入薑、蔥末煸炒，把泡好的牛肉片放入，用旺火快炒後取出。

⑤將剩下的油燒熱後，放入菠菜、牛肉片，用旺火快炒幾下，放鹽，拌勻即成。

用法用量：佐餐食用。

功　效：牛肉具有補脾胃、益氣血作用，菠菜含鐵豐富，適合妊娠缺鐵性貧血患者食用。

養生小語：牛肉不宜常吃，一週一次為宜。

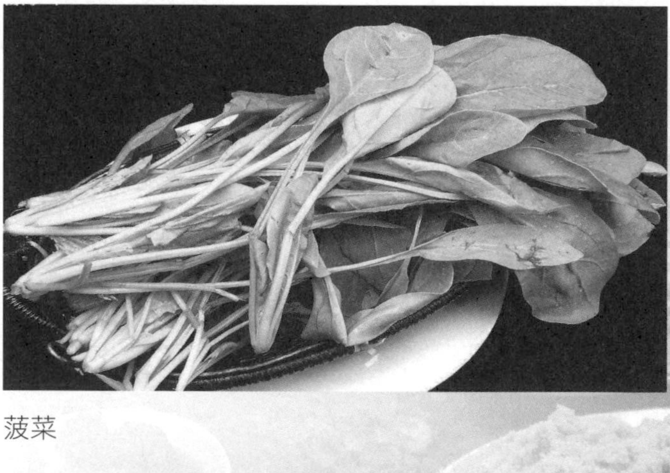

菠菜

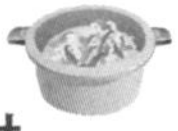

酥肉條

材　料：瘦豬肉200克，雞蛋30克，澱粉25克，植物油500克，麵粉10克，香油25克，白糖100克。

做　法：①把豬肉切成寬0.5公分、長3公分的肉條，放進雞蛋、澱粉、麵粉拌勻。
②花醬油燒熱，放入肉條，將肉炸到金黃色撈出。
③放入香油燒熱，加入白糖，用微火熬到起泡。
④可以拉絲時，將炸好的肉條放入，迅速攪一下，即盛盤中。

用法用量：佐餐食用。

功　效：適用於妊娠貧血患者。

養生小語：豬肉脂肪含量比較高，吃多了容易造成高血脂和高血壓。專家建議，每天吃肉不要超過200克。

第五節 妊娠嘔吐的藥膳調理

蔗薑汁

材　　料：甘蔗汁和生薑汁各100毫升。

做　　法：甘蔗汁、生薑汁混合，隔水燙溫。

用法用量：每次服30毫升，每日三次。

功　　效：清熱和胃，潤燥生津，降膩止嘔。

養生小語：蔗汁本身帶涼，體質虛寒人士不宜多飲，若寒咳（痰白而稀）者誤飲，病情有可能加重。

薑汁牛奶

材　　料：鮮奶200毫升，生薑汁10毫升，白糖20克。

做　　法：將鮮奶和生薑汁、白糖攪拌均勻，旺火煮沸後即可。

用法用量：每天兩次溫熱服用。

功　　效：具有止嘔除膩和補益胃腸的功效，對於妊娠嘔吐者有顯著療效。

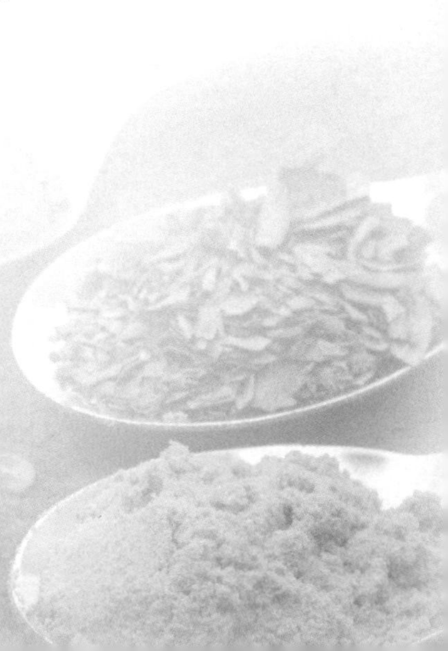

養生小語：生薑具有解毒殺菌的作用，我們在吃皮蛋或魚蟹等水產時，可以放上一些薑汁。

淮山炒肉

材　料：鮮淮山100克，生薑5克，瘦肉50克，食鹽食油適量。

做　法：①鮮淮山洗淨切片，生薑洗淨切絲，瘦肉洗淨切片。

②淮山片與肉片一起放在油鍋內炒。

③快要熟的時候加入薑絲和食鹽攪拌，炒熟後即可服食。

用法用量：隨量食用。

功　效：對於妊娠嘔吐療效明顯，同時還具有健脾和胃的作用。

養生小語：淮山鮮品多用於虛勞咳嗽及消渴病，炒熟食用治脾胃、腎氣虧虛。

烹飪指導：淮山切片後需立即浸泡在鹽水中，以防止氧化發黑。

砂仁米粥

材　料：粳米100克，砂仁5克，白糖適量。

做　法：①粳米淘洗乾淨，砂仁研成碎末。

②粳米加水500毫升煮沸，等到米粥變稠時放入砂仁末。

③用文火煮到粥稠，放入白糖適量攪勻即可食用。

用法用量：每日早晚食用。

功　　效：具有暖脾胃助消化的功效，能有效治療妊娠嘔吐。

養生小語：砂仁入煎劑宜後下。

蘇葉燉鯉魚

材　　料：中等大小的鯉魚兩條，蘇葉15克，生薑片適量，砂仁6克。

做　　法：①鯉魚去鱗去內臟洗淨後，入油鍋加薑片爆炒至微黃。

②加適量清水旺火煮沸後文火慢燉半小時。

③將砂仁和蘇葉放進鍋中再煲20分鐘，調味後即可食用。

用法用量：隨量飲湯食肉。

功　　效：具有健脾行氣的功效，適合妊娠嘔吐的女性食用。

養生小語：魚不能現殺現吃，因為現殺的魚蛋白沒有完全分解，味道不夠鮮美，營養成分也不充分。將剖腹洗淨的魚放置幾小時，有利於毒素的揮發，可降低有毒物質對身體的危害。

糖醋蛋

材　　料：米醋60克，白糖30克，雞蛋1顆。

做　法：①將米醋煮沸，加入白糖，湯中淋入雞蛋液。

②雞蛋半熟時即可起鍋。

用法用量：每天吃兩次。

功　效：健胃消食，滋陰補虛。適用於妊娠嘔吐女性食用。

養生小語：米醋不宜用銅容器盛放，因為銅會與醋酸等發生化學反應，產生醋酸銅等物質，食之對健康不利。

龍肝童子雞

材　料：中等大小的童子雞1隻，伏龍肝和生薑各60克。

做　法：①生薑洗淨後帶皮切片，和伏龍肝一起煎汁去渣子。

②在汁液中放入童子雞燉熟即可。

用法用量：喝湯吃肉，隨量。

功　效：有降膩止嘔和補益脾胃的作用。適用於妊娠女性劇吐症狀。

養生小語：生薑味辛、性溫，有散寒，止嘔的功效。生薑還有抑制癌細胞活性的作用。

第六節 妊娠水腫的食療方法

妊娠水腫可分為輕、中、重三級。較輕症狀的水腫，表現在足部和小腿部浮腫明顯，休息後浮腫可以自行消退；如果浮腫蔓延到大腿、外陰，甚至腹部，則屬於中度水腫；重度水腫，表現為全身浮腫，更甚者可能伴有腹水。

常用消除妊娠水腫的食療方法如下：

花生棗蒜粥

材　料：花生60克，紅棗10顆洗淨去核，大蒜30克切片。

做　法：①花生去掉紅皮，蒜片入鍋煸炒後，放入紅棗和花生。
②然後加水1000毫升煮，花生爛熟後即可食用。

用法用量：每天服用一劑，兩三次服用完，一週為一個療程。

功　效：健脾消腫、益氣和胃，對於妊娠期間水腫，具有顯著療效。

養生小語：大蒜雖然有「天然抗生素」之稱，但不要貪吃，過多生吃大蒜，易動火，耗血，影響視力，對胃腸道也有刺激作用。

茯苓燉鯉魚

材　料：一斤大小的鯉魚1條，茯苓和白朮各30克，當歸、白芍、薑片和黨參各15克，大腹皮10克，蔥、蒜、精鹽、醬油各適量。

做　法：①鯉魚去鱗洗淨去除內臟，將上述草藥用紗布包好，諸藥和鯉魚一同放進砂鍋。
②加水適量文火燉至爛熟，去藥渣，加蔥、蒜、精鹽、醬油調味。

用法用量：吃魚肉喝魚湯。早晚兩次服用，一日一劑，連續服用三、四劑。

功　效：具有消除重度妊娠水腫的良好功效。

養生小語：鯉魚用於消腫利水，需煮湯淡食，且不宜煎炸。

花生鯉魚

材　料：一斤大小的鯉魚1條，花生30克，眉豆24克，生薑6片，食油、生薑、精鹽和味精各適量。

做　法：①鯉魚去鱗去內臟，洗淨後下油鍋，放入生薑爆炒至金黃。
②放入眉豆和花生，加適量清水，旺火燒開用小火慢燉兩三個小時即可起鍋。
③根據口味放入精鹽、味精等調味。

用法用量：隨量食用。

功　效：對於妊娠後期水腫療效顯著。

養生小語：花生性味甘平，是一味很好的中藥，有調氣養血、利水消腫的作用。從養生保健及口味上綜合評價，食用時還是以水燉為最好。

黑豆鯉魚

材　料：中等大小的鯉魚1條，黑豆適量。

做　法：鯉魚刮鱗去內臟後洗淨，連同黑豆一起煮湯。

用法用量：隨量吃肉喝湯。

功　效：健脾利水，消腫安胎。適用於脾虛兼有濕熱的妊娠水腫。

養生小語：紅豆補心臟，黃豆補脾臟，綠豆補肝臟，白豆補肺臟，黑豆補腎臟。

蓮子燉排骨

材　料：豬排骨250克，白豆、蓮子各50克，紅棗10顆，味精、精鹽適量。

做　法：①豬排骨洗淨切塊，和上述材料一同放入砂鍋中，加水600毫升。

②旺火煮沸後小火燉酥爛，添加味精、精鹽調味即可。

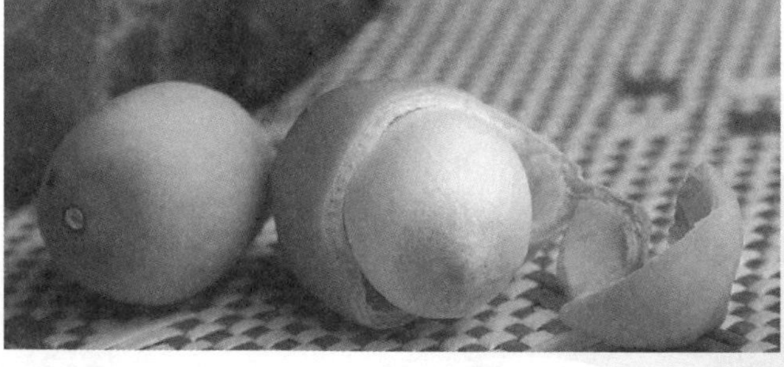

蓮子

用法用量：分兩次趁熱服用。

功　　效：對於女性妊娠脾虛，體弱食少有良好的補益作用，適合妊娠水腫者食用，效果明顯。

養生小語：蓮子有很好的祛心火的功效，可以治療口舌生瘡，並有助於睡眠。

紅棗茯苓粥

材　　料：粳米和茯苓粉各30克，去核紅棗7顆。

做　　法：①將粳米煮沸後放入紅棗。

②米粥快要熟的時候放入茯苓粉攪勻，可按照口味加糖調味。

用法用量：用作晨起早餐，不拘時食用也可。

功　　效：對於因脾虛濕盛而引起的妊娠水腫療效顯著。

養生小語：茯苓淡而能滲，甘而能補，能瀉能補，兩得其宜之藥。

紅豆燉牛肉

材　　料：曬乾的紅辣椒3根，牛肉250克，紅豆200克，大蒜25克，花生仁150克。

做　　法：將牛肉洗淨切塊，和上述材料放進砂鍋內，加適量水小火燉至牛肉爛熟即可。

用法用量：吃肉喝湯，空腹溫服。分兩等份一日吃完。連續服用三、五天。

功　　效：對於女性重度妊娠水腫療效顯著。

養生小語：被蛇咬者，百日內應忌食紅豆。

冬瓜鯉魚頭

材　料：鯉魚頭1個，冬瓜90克。

做　法：①鯉魚頭洗淨去鰓，冬瓜去皮切塊。

②魚頭和冬瓜一起放置砂鍋內，加水適量煮沸，鯉魚頭熟透即可食用。

用法用量：吃鯉魚頭喝鯉魚湯，每天吃一次，服用五到七天。

功　效：對於脾虛型妊娠水腫有功效。

養生小語：冬瓜性寒涼，脾胃虛寒易泄瀉者慎用；久病與陽虛肢冷者忌食。

溫馨提醒：

妊娠水腫者的日常飲食指導：

1、妊娠水腫者，不宜吃太鹹的食品。低鹽或無鹽食品最為適合，醃製的糕點和發酵粉要少吃或者不吃，多吃利尿食品，比如西瓜、鯉魚、玉米、冬瓜、扁豆和紅豆等。

2、遠離油膩和不易消化的食品，不吃或者少吃生冷食品。

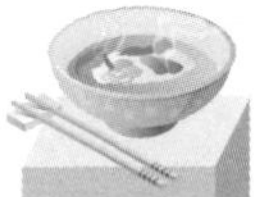

第七節 產後乳汁不足的食療方法

脾胃虛弱、產時不順或者失血耗氣過多、產時氣血津液生化不足等，都可以造成產後無乳或者少乳。我們可從日常生活中入手，進行藥膳食療調理。

通草豬蹄

材　料：豬蹄一對，通草5克，薑、蔥、鹽等適量。

做　法：①豬蹄去毛洗淨，放入通草，加水適量文火燉至爛。

②加薑、蔥、鹽等適量調味。

用法用量：每天吃肉數次，連續服用數日。

功　效：適合氣血虛弱型缺乳的產後女性。

養生小語：燉豬蹄做為通乳食療應少放鹽，不放味精。

豬蹄引乳湯

材　料：穿山甲30克爆炒，豬蹄兩隻，王不留行15克，北耆20克，薑、蔥、鹽少許。

做　法：將上述材料放入適量水中煮燉，文火燉至豬蹄爛熟，食前放薑、蔥、鹽少許調味。

用法用量：隨量食肉飲湯。

功　　效：適合氣血虛弱型缺乳的產後女性。

養生小語：穿山甲用於產後乳汁不通，可單味為末，黃酒送服3克，兩次／日。為增強下乳功效，多與王不留行配合使用。

豬蹄燉羊肉

材　　料：羊肉200克，豬蹄1隻，食鹽適量。

做　　法：①羊肉洗淨，開水汆去血污腥臊。

②豬蹄洗淨和羊肉一起煮湯，熟爛時加少量食鹽和調味料食用。

用法用量：每天吃兩次，連續服用四、五天。

功　　效：適合氣血虛弱型缺乳的產後女性。

養生小語：晚餐吃的太晚時或臨睡前不宜吃豬蹄，以免增加血黏度。

黃耆燉豬肝

材　　料：豬肝500克，黃耆60克，鹽少許。

做　　法：①豬肝洗淨，去除筋絡和薄膜切成片。

②黃耆切片後，用紗布包好與切好的豬肝片一同入鍋。

③加水煨湯，肝熟湯成去黃耆。
④放入鹽少許調味。

用法用量：連湯帶肉一起服食。

功　　效：適合氣血虛弱型缺乳的產後女性。

養生小語：湯中黃耆味甘，性微溫。可以健脾益氣，活血通絡。豬肝味甘、苦，性溫。能夠補肝養血。兩者搭配使氣虛得補，血滯得行，脈絡疏通，乳汁無不行之理。

佛手蹄筋

材　　料：佛手10克，豬蹄筋200克，絲瓜絡20克，薑汁食鹽少許。

做　　法：將上述藥材清洗乾淨後，連同豬蹄筋一起燉熟，加薑汁和鹽少許調味。

用法用量：飲湯吃肉，每天吃兩三次，連續服用三、四天。

功　　效：適合肝鬱氣滯型缺乳的產後女性。

養生小語：許多人認為絲瓜可以催乳，但卻不清楚真正發揮催乳作用的是絲瓜的經絡，絲瓜絡可以通乳，使乳汁分泌通暢。

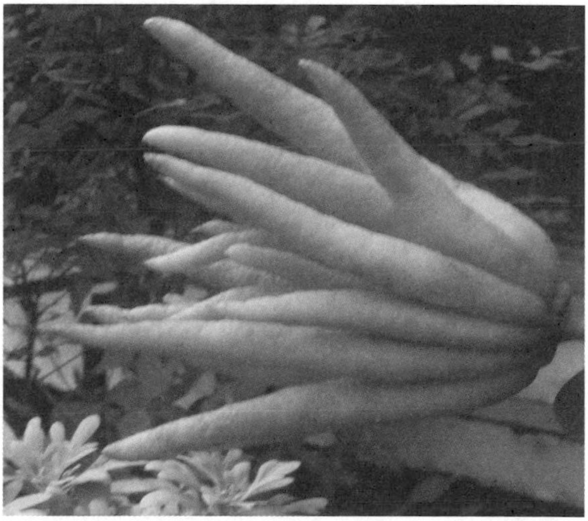

佛手

鯽魚通乳湯

材　料：鯽魚500克，通草20克，豬蹄1隻，蔥段10克，薑片10克，鹽少許。

做　法：①將豬蹄刮去毛洗淨，放沸水鍋中焯一下，去掉血水，洗淨；通草洗淨。
②將鯽魚去鱗、鰓、內臟，收拾乾淨，洗淨。
③鍋置火上，放入適量清水，放進豬蹄。
④豬蹄煮至熟軟，加入鯽魚、通草、薑片，魚肉熟爛後撈出薑，用鹽調味後即成。

用法用量：佐餐隨意食用。

功　效：能有效催乳。

養生小語：鯽魚適宜孕婦產後乳汁缺少者食用，吃魚前後忌喝茶。

飲食禁忌：鯽魚不宜和大蒜、砂糖、芥菜、沙參、蜂蜜、豬肝、雞肉一同食用。

黃酒鯽魚

材　料：一斤大小的鯽魚一條，黃酒適量。

做　法：①將鯽魚去鱗去內臟洗淨，加水適量。
②煮至半熟，再加入適量黃酒清燉。

用法用量：每天吃一次，吃魚喝湯。

功　效：能有效催乳。

養生小語： 感冒發燒期間不宜多吃鯽魚。

烹飪指導： 鯽魚下鍋前，最好是去掉其咽喉齒（位於鰓後咽喉部的牙齒），有利於除去泥腥味。

金針肉粥

材　料： 金針50克，瘦肉100克，白米100克，蔥薑食鹽適量。

做　法： ①金針清洗乾淨，瘦肉清洗乾淨切片。
②白米淘洗乾淨，和金針、豬肉一起煮粥。
③肉快要煮熟的時候，加入蔥薑鹽適量調味即可。

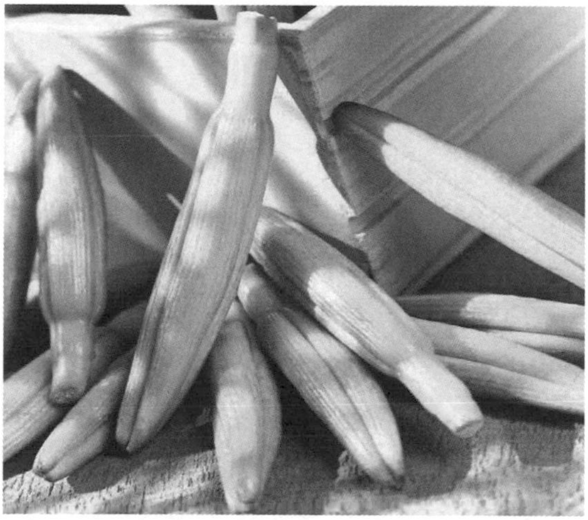

金針

用法用量： 每天溫熱吃一次。

功　效： 具有生津止渴，通乳利尿的作用，適合產後乳汁不足症。

養生小語： 新鮮金針中含有秋水仙鹼，可造成胃腸道中毒症狀，故不能生食，須加工曬乾。吃之前先用開水焯一下，再用冷水浸泡2小時以上，食用時火力要大，徹底加熱，每次食量不宜過多。

黃酒拌蝦

材　料：新鮮大蝦100克，黃酒適量。

做　法：大蝦洗淨後剪去足鬚，煮湯，加入黃酒適量，或者將大蝦炒熟後用黃酒攪拌。

用法用量：吃蝦喝湯，每日吃兩次。

功　效：滋補產後身體，令身體強壯，催生乳汁。

養生小語：蝦的通乳作用較強，並且富含磷、鈣，對小孩、孕婦尤有補益功效。

烹飪指導：肉質疏鬆、顏色泛紅、聞之有腥味的，是不夠新鮮的蝦，不宜食用。一般來說，頭部與身體連接緊密的，就比較新鮮。

第四章

滋陰補陽的中醫食療菜單

第一節 補腎菜單及功效

一、補腎要分清陰陽

面對市場上名目繁多的補腎的保健品，一些消費者選擇起來總感到無所適從，往往盲目選擇，不但達不到補養腎臟的目的，反而適得其反。不但白白花費了冤枉錢，而且還會導致症狀的加重。

一般而言，腎虛分為陰虛和陽虛。陽虛症狀的患者，屬於內寒，需要服用熱補的藥物和食品，才是對症之法。否則會適得其反；同樣，陰虛患者屬於內熱，需要進補一些清熱類的藥物和食品。

怎樣判斷自己屬於陽虛還是陰虛呢？

比較簡單的區分方法是：陰虛者經常有口腔和咽喉乾燥的感覺，手心腳心發燒，夜間睡覺的時候出汗（俗稱盜汗）。陽虛者經常感覺腰膝痠軟，容易疲勞乏力，手腳發冷，怕冷畏寒，腰間和膝蓋有寒涼感覺，並且伴有陽痿早洩的現象。

分清了自己屬於哪種腎虛的症狀，就很容易對症下藥了。陰虛患者多需要進補一些甘寒清熱類的藥品和食物，比如西洋參、女貞子、石斛、玉竹、桑寄生、山茱萸、枸杞等。陽虛患者需要進補一些熱性藥，如巴戟天、肉苁蓉、淫羊藿、鹿茸、肉桂、附子等。補陰中成藥的代表是六味地黃丸，補陽中成藥的代表是金匱腎氣丸。

二、以下是常用的補腎菜單

豬腎粥

材　料：豬腎2個，粳米50克，蔥、薑、精鹽等適量。

做　法：①豬腎清洗乾淨，去掉筋絡和外膜後切丁。
②粳米淘洗乾淨，和豬腎丁一起煮成粥。
③將熟的時候加入蔥、薑、精鹽等調味。

用法用量：此款藥膳粥，可以做為早餐食用。

功　效：具有補腎強腰的功效，十分適合老年人因為腎氣不足引起的腰膝軟弱痛痛、步履艱難、耳聾等症。

養生小語：豬腎中膽固醇含量較高，血脂偏高者、高膽固醇者忌食。

金櫻子膏

材　料：金櫻子100克，蜂蜜200克。

做　法：①金櫻子清洗乾淨煮熟撈出來繼續換湯再煮，如此反覆四次。
②將四次湯倒在一起繼續熬煮，等到湯汁由稀變濃的時候，加入蜂蜜攪勻。
③冷卻後去除上面的浮沫即可食用。

用法用量：隨量食用。

功　　效：此法具有補腎益精的功效，對於腎虧引起的小便不禁、夢遺滑精和遺淋白濁以及女子帶下都有很好補養效果，同時還可醫治頭部眩暈、失眠盜汗等症狀。

養生小語：金櫻子味酸澀、性平，可以固精縮尿，澀腸止瀉。有實火、邪熱者忌服。

荸薺老鴨

材　　料：老鴨1隻，荸薺100克，核桃仁200克，雞肉泥100克。油菜末適量，蔥、薑、料酒、精鹽、味精適量。

做　　法：①將老鴨宰殺，去毛，開膛去內臟，洗淨，開水汆去血污再洗淨放在大碗內。

②加上蔥、薑、精鹽、料酒等適量調味，隔水蒸熟後取出晾涼。

③將雞肉泥和雞蛋清適量，加濕玉米粉、精鹽、料酒和味精攪拌成糊狀。

④放入切碎的核桃仁和荸薺，淋在鴨子內膛肉上。

⑤在油鍋內將鴨肉炸酥後切塊，灑上油菜末即可食用。

用法用量：可做為佐餐食用。

功　　效：對於補腎固精，溫肺定喘和潤腸通便都有很好療效，適用於腎虛腰痛、陽痿遺精、大便乾燥結塊以及咳嗽等症狀。

養生小語：鴨肉、鴨血、鴨內金全都可藥用。

飲食禁忌：鴨肉忌與兔肉、楊梅、核桃、鱉、木耳、胡桃、大蒜、蕎麥同食。

栗米豬腎

材　料：生栗子500克，豬腎2個，粳米500克，陳皮12克，花椒20粒，食鹽4克。

做　法：①在通風陰涼處將鮮板栗陰乾待用。

②豬腰子清洗乾淨後去除筋絡和外膜，切成兩片，去掉腰臊後切塊。

③陳皮清洗乾淨後待用。

④將淘洗乾淨的粳米連同陳皮、花椒和豬腰子下鍋，加入清水5000毫升。

⑤用慢火燉成稀粥，去掉陳皮加上精鹽即可食用。

用法用量：每次進食的時候先吃10個生栗子，細嚼慢嚥，吃完栗子後再吃一碗豬腰子粥。

功　效：對於腿腳痠軟，小便頻繁和腰痛等症狀，有很好療效。

養生小語：栗子「生極難化，熟易滯氣」，脾胃虛弱，消化不良者不宜多食。

黑芝麻雞

材　料：重約1公斤的雞1隻，黑芝麻100克，桂圓肉80克，薑汁、精鹽少許。

做　法：①將雞清洗乾淨，用沸水汆去血污，再用薑汁搽勻雞肚。

②將桂圓肉和黑芝麻淘洗乾淨塞入雞肚內。

③把雞放入大碗中，加入適量紹興酒和水，淹沒雞肉，隔水燉煮。

④文火慢燉3小時後放入少許精鹽調味即可。

用法用量：適量食用。

功　　效：此法具有滋陰補腎的功效，對於腎虛導致的白髮、失眠和腰腿痠軟食慾不佳等都有療效。

養生小語：黑芝麻具有補肝腎、潤五臟、益氣力、長肌肉、填腦髓的作用，一般素食者應多吃黑芝麻，而腦力工作者更應多吃黑芝麻。

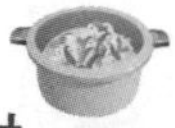

冬蟲草雞

材　　料：中等大小的土雞1隻，火腿20克，冬蟲草12條，薑片、精鹽和紹興酒各少許。

做　　法：①冬蟲草用清水浸泡待用。

②土雞洗淨後用開水汆去血污，再用清水洗淨，切成塊狀。

③在清水中燉上半個小時後，撈起，將雞湯換成酒，再燉上兩個小時。

④將雞肉和雞湯一起放進燉盅內，加入泡好的冬蟲草。

⑤蓋上蓋子隔水慢燉兩個小時即可食用。

用法用量：適量食用。

功　　效：此法可以壯陽，對於腎氣不足導致的腰腿痠軟、陽痿不舉或舉而不堅等症狀都有療效。

養生小語：冬蟲草屬於補陽藥，內熱陰虛者不可吃。

雞仔湯

材　料：9兩左右的小公雞1隻，鮮蝦150克，紅棗2顆，海馬40克，生薑2片，細鹽少許。

做　法：①將公雞宰掉，去毛去內臟，並用開水汆去血污，再用清水洗乾淨。

②鮮蝦清洗乾淨後，挑去腸泥和蝦鬚。

③海馬和生薑洗淨，刮去薑皮切片。紅棗洗淨去核。

④以上材料放人砂鍋，加適量清水，小火燉4小時左右，加入食鹽調味即可食用。

用法用量：隨量食用。

功　效：能補腎壯陽，益精填髓，對於陽痿早洩，腎陽虛衰和尿頻有很好療效。

養生小語：海馬是一種經濟價值較高的名貴中藥，具有強身健體，補腎壯陽等藥用功能，特別是對於治療神經系統的疾病更為有效。

白鴿湯

材　料：白鴿半隻（如果白鴿半隻服用後偏燥，可改用白鴿1隻，做法相同，材料相同），淮山、巴戟天、枸杞各10克。

做　法：上述藥材和白鴿肉燉湯。

用法用量：隨量喝湯吃肉。

功　　效：補益腎虛。

養生小語：《本草綱目》中記載「鴿羽色眾多，唯白色入藥」，從古至今中醫學認為鴿肉有補肝壯腎、益氣補血、清熱解毒、生津止渴等功效。

鴿蛋湯

材　　料：龍眼肉5克，枸杞10克和白鴿蛋2顆，細鹽適量。

做　　法：一起煲湯，根據口味加冰糖或者細鹽調味。

用法用量：隨量喝湯吃鴿蛋。

功　　效：具有很好的壯陽作用。

養生小語：鴿蛋甘、平，清熱，解毒，補腎益身。食積胃熱者、性慾旺盛者及孕婦不宜食。

櫻根雞

材　　料：中等大小的小母雞1隻，金櫻根100克，米酒適量，食鹽少許。

做　　法：①母雞去毛開膛去內臟後洗淨，用開水氽去血污，再用清水洗淨。

②將金櫻根清洗乾淨切碎，放入母雞腔內。

③將整隻雞放入大碗或者盆內，加適量米酒和少許水。

④隔水文火慢燉3小時左右，食鹽調味後即可食用。

注意事項：金櫻根也可用金櫻子代替。

用法用量：適量食用。

功　　效：此法對於主治遺精滑精和小孩遺尿都有很好療效。

養生小語：金櫻根是金櫻子的根，能固精澀腸，與母雞同用，還有益精血的補益作用，是中老年人的有益食療方。

核桃雞丁

材　　料：嫩雞肉400克，核桃仁6個，龍眼肉20克，雞蛋2顆，芫荽100克，鹽、白糖、豆粉、香油、食油、醬油、蔥、薑、胡椒粉各適量。

做　　法：①核桃仁在油鍋中炸熟，切成細小顆粒。

②龍眼肉清洗乾淨後也切成細小顆粒。

③雞肉洗淨後用開水汆去血污，去除雞皮切成半公分見方的肉丁。

④用鹽、白糖、胡椒粉拌醃雞丁。

⑤豆粉和雞蛋汁加水調勻成汁。

⑥蔥薑切成碎末，在油鍋中炒一下後，倒入雞丁翻炒，加入適量醬油。

⑦雞丁要炒熟時，放入核桃和龍眼肉，倒進豆粉雞蛋汁，芫荽末、香油拌勻即成。

用法用量：兩次吃完。

功　效：經常食用能有效補腎益氣、健脾生血和安心養神。

養生小語：有人喜歡將核桃仁表面的褐色薄皮剝掉，這樣做會損失掉一部分營養，所以不要剝掉這層皮。

鳳爪章魚

材　料：紅棗5顆，雞爪12隻，章魚80克，生薑食鹽各少許。

做　法：①紅棗去核待用。

②雞爪和章魚放砂鍋水煮，煮沸後放入生薑。

③用中火燉二十分鐘後，再放入紅棗，改用小火慢煮三個小時。

④放入食鹽調味即可食用。

用法用量：隨量食用。

功　效：此法具有補腎壯腰的功效，對於腎虛引起的雙膝無力和精虧，都有很好的治療效果。

養生小語：章魚性平、味甘鹹，肉嫩無骨刺，涼性大，所以吃時要加薑。

溫馨提醒：

腎虛患者的飲食禁忌：

根據腎虛患者忌食原則，應當忌吃或少吃荸薺、柿子、生蘿蔔、生絲瓜、生黃瓜、生地瓜、西瓜、甜瓜、洋蔥、辣椒、芥菜、丁香、茴香、胡椒、薄荷、蓴菜、菊花、鹽、醬、白酒及香菸等。

第二節 壯陽滋補的食物

除了以上的食療調養方式之外，還有很多食物都是壯陽滋補的首選：

韭　菜：韭菜是一種很好的壯陽滋補食品。韭菜營養豐富，味道鮮美。根據古代著名的中醫典籍《本草綱目》記載，韭菜對於肝臟和命門（編者注意事項：中醫認為，命門是人體活動的動力，是陽氣之根本）都有很好的補益作用，能有效治療遺尿、尿頻（中醫稱尿頻為小便頻數）等。由於韭菜補益肝腎、壯陽固精的突出作用，所以有「起陽草」之名。

泥　鰍：泥鰍富含維生素A、維生素B_1、優質蛋白和脂肪，以及鐵磷鈣和菸酸等營養物質，是一種很好的滋補壯陽食品。泥鰍體內含有一種特殊的蛋白質，對於精子的形成有很好的促進作用。

蝦　類：經常吃蝦，可以強身健體，壯陽補精，藥用和滋補作用都很高。

羊　肉：大家都知道羊肉是冬補的好食品。同時，羊肉也是一種壯陽滋補的佳品。中醫認為，羊肉能治療陽痿胃虛，排寒暖體之功效。

雞　蛋：做為一種高蛋白食物，雞蛋是滋補壯陽的佳品。雞蛋中的蛋白質的組成，和人體中的蛋白質組成相似，所以很容易被人體吸收。多吃雞蛋能有效壯陽補腎，增強性能力。在印度阿拉伯和中國民間，都有新婚前多吃雞蛋的習俗，以便增加性生活的美滿，這充分說明了雞蛋的壯陽滋補價值。

海藻類：人體碘缺乏，有可能導致女性流產，男性性功能下降，性慾減退。所以，多吃含碘食品，能有效增強性能力。而海藻類食品，比如海帶、紫菜和裙帶菜，則是動植物中含碘最豐富的食品之一。

魚　類：魚類做為壯陽滋補的理想食品，發源於古羅馬時期。當時人們在實行中發現，鯊魚肉具有性愛「催化劑」的作用。隨著科學技術的發展，研究發現，魚類體內含有豐富的磷、鋅等元素，是男女性功能的最佳保健食品。

大　蔥：在巴爾幹半島，某些民族的青年男女在結婚時，長輩或者親朋好友會在結婚儀式上放上蔥。寓意新婚夫婦性愛和諧，健康快樂。可見，蔥做為一種滋補壯陽的食品，還是受到很大歡迎的。現代研究顯示，蔥含有豐富的營養物質，它含有的維生素和植物激素，有良好的滋陰補陽的作用。

蜂　蜜：蜂蜜是年高體衰性功能減退者的理想食品。蜂蜜中含有的營養物質，能有效刺激性腺活躍，具有很強的滋補壯陽作用。

淡　菜：淡菜富含大量營養物質，比如碘、維生素B、磷鈣鐵鋅以及豐富的蛋白質，是一種壯陽滋補的佳品。淡菜具有益氣補腎、堅固精關和補虛的作用，對於男子性功能障礙、消渴、陽痿遺精等症，都有療效。

牡蠣：牡蠣也是一種滋補壯陽的佳品。牡蠣屬於微弱寒性食品，具有滋陰潛陽、補腎澀精的功效。常吃牡蠣對男子性能力和精子品質量的提高有很好的補益作用。牡蠣適用於男子遺精、腎虛陽痿和虛勞乏損等症。

鵪鶉：俗語說的好，「要吃飛禽，還數鵪鶉」，足見鵪鶉肉的鮮美程度。做為一類菜餚佳品，鵪鶉肉營養豐富，鵪鶉肉和鵪鶉蛋，是很好的滋補壯陽佳品，經常食用可以增加性能力，強壯筋骨增強體力。

鴿肉：白鴿雌雄交配比較頻繁，性慾極強，所以繁殖能力強。白鴿之所以具有如此之強的性能力，是由於白鴿體內分泌大量的性激素所致。所以，白鴿是一種強身壯陽的佳品。白鴿蛋的補益作用更是大於白鴿肉，具有很強的營養價值。

荔枝：做為水果中的佳品，荔枝的營養價值非常高。它對於人的消化功能和性功能，都有很好的改善作用。荔枝適用於陽痿早洩、遺精陰冷，以及腎陽虛而致的腰膝痠痛、失眠健忘等症。同時，荔枝也是治療貧血的食療佳品。但是荔枝屬於溫熱食品，不宜多吃。肝火旺盛者，則不宜吃荔枝。

麻雀蛋：麻雀肉麻雀蛋營養豐富，是壯陽滋補的佳品。麻雀肉適用於陽

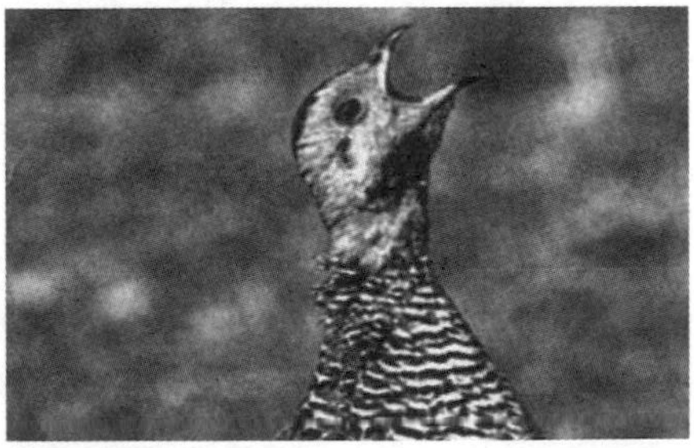

鵪鶉

虛、陽痿、腎虛引起的腰痛、尿頻、早洩以及帶下等症。麻雀肉屬於大熱食品，適合冬季食用。春夏季節以及患有炎症熱症的患者不宜食用；陰虛者不宜食麻雀蛋。

羊　腎：羊腎是陽痿腎虛者的滋補佳品，富含大量的蛋白質、維生素以及多種微量元素。

枸　杞：枸杞是男女性功能的滋補佳品。它能有效地治療肝腎陰虛、陽痿遺精、腰膝痠軟以及頭暈目眩、頭髮枯黃等症。性亢奮者不宜服用枸杞，因為枸杞裡面含有刺激神經的物質。

松　子：做為一種壯陽食品，松子可以有效治療遺精盜汗，多夢體衰，勃起無力和身體虛弱等症。

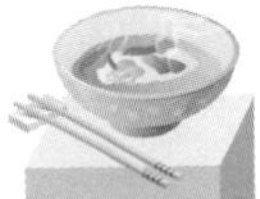

第三節 滋陰補腎的食物

有人或許要問，壯陽補腎和滋陰補腎，有什麼區別嗎？

壯陽滋補食品，適合陽虛體質者進補，一般屬於溫熱食品；滋陰補腎的食品，適合陰虛體質者食用，一般屬於清熱食品。

下面介紹了幾種具有滋陰補腎作用的食品：

鴨　肉：做為一項滋補佳品，鴨肉品性平和，味道甘甜，具有滋陰養胃、清熱五臟的良好效果，適合腎臟陰虛者食用。

豬　肉：豬肉品性平和，味道甘鹹，有滋陰和潤燥的作用。豬肉能有效滋補腎液，補充胃汁，滋潤肝臟陰氣，美容皮膚和治療消渴，具有潤腸胃和生精液的作用，十分適合陰虛體質者食用。

牛　奶：品性平和的牛奶，是滋陰補腎的理想飲品，十分適合陰虛者飲用。牛奶具有滋陰養液、生津潤燥的功效，同時也是滋潤皮膚和大腸的美容食品。

甲　魚：食用價值極高的甲魚，品性平和，味道甘美，是清熱滋陰涼血的佳品。對陰虛之人最宜食用。中醫學專著中稱甲魚「滋肝腎之陰，清虛勞之熱」，有抑制陰虛火旺和滋陰補血的作用；甲魚殼也是滋陰補腎的佳品，陰虛之人食之亦宜。

干　貝：干貝是一種海鮮食品，品性平和，味道甘中帶鹹，具有滋陰補腎的良好效用。中醫學專著《本草求真》中稱它能「滋真陰」。干貝肉質細嫩，味道鮮美，是富含豐富蛋白質的食品，對於消渴症狀也有療效，適合陰虛者進補。干貝燉湯，效果更好。

海　參：有滋陰、補血、益精、潤燥的作用。《藥性考》說它「降火滋腎」。《食物宜忌》亦載：「海參補腎精，益精髓」。清朝食醫王孟英認為海參能「滋陰，補血，潤燥」。海參是一種高蛋白低脂肪的海味珍品，既能補益，又能滋陰，陰虛體質者宜常食之。

蛤　蜊：做為一類寒性食品，蛤蜊味鹹，具有滋補陰虛、抑制消渴，清熱化痰、補益五臟和開胃明目的功效。蛤蜊是陰虛體質者的滋補佳品，同時也是糖尿病、結核病、腫瘤病以及乾燥綜合症等陰虛患者的進補佳品。

蚌　肉：做為一種清熱滋陰和明目的進補佳品，蚌肉富含豐富的維生素和蛋白質，具有清熱滋陰，養肝涼血的良好效用，十分適合陰虛之人食用。蚌肉煨湯食用，效果更好。

烏　賊：烏賊品性平和，味鹹，是滋陰補血的佳品。中醫學專著《醫林纂要》稱烏賊「大能養血滋陰」。清朝醫家黃宮繡也認為烏賊肉屬於陰性食品，有「入肝補血，入腎滋水」的功效，十分適合肝腎陰虛者食用。

鰒魚：也是一種滋陰補腎的佳品，具有清熱滋陰、明目益精的作用。中醫學專著《醫林纂要》稱鰒魚具有「補心暖肝，滋陰明目」的良好效用。做為一種高蛋白食品，鰒魚能有效食療肝腎陰虛引起的夜盲症。十分適合陰虛體質者食用。

梨子：常吃梨能清熱生津滋潤乾燥，十分適合陰虛體質者食用。中醫學專著《本草通玄》中稱梨「熟者滋五臟之陰」，是滋陰補腎的佳品。

桑椹：桑椹屬於寒性食品，其味道甘甜，能有效滋陰補血，對於肝腎之陰大有補益。中醫學專著《本草經疏》稱桑椹為「涼血補血益陰」之藥，還認為「消渴由於內熱，津液不足，生津故止渴，五臟皆屬陰，益陰故利五臟」。桑椹對於陽虛體質者的消渴、耳鳴和目暗很有療效。

燕窩：做為一類清補佳品，燕窩品性平和，味道甘甜，對於補氣養陰很有效果。肺陰虛者最宜食用。中醫學專著《本草再新》認為燕窩具有「大補元氣，潤肺滋陰」的作用，十分適合凡陰虛體質者，尤其是肺陰虛者食用。

銀耳：做為一種具有滋陰養胃、生津潤燥的理想食品，銀耳品性平和，味道甘淡，是最為常用的清補食品之一。

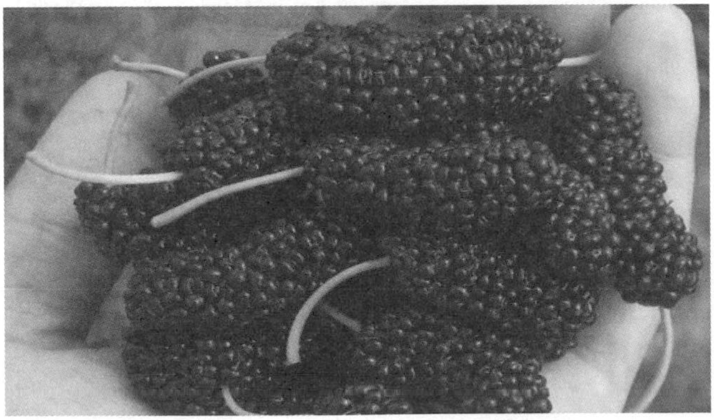

桑椹

西洋參：西洋參是陰虛者的進補佳品，它味道苦中帶甜，屬於寒涼食品，具有益氣養陰、補陰退燒的良好作用，是陰虛、氣虛和肺虛者的進補佳品。在無法適應人參溫熱的情況下，可以用西洋參來替代。

芡　實：芡實富含礦物質和維生素，是補腎固精、補脾除濕的進補佳品，與枸杞同煮粥食用，效果更好。

阿　膠：阿膠品性平和，味道甘甜，具有滋陰補血的功效，是肺腎陰虛者的進補佳品。

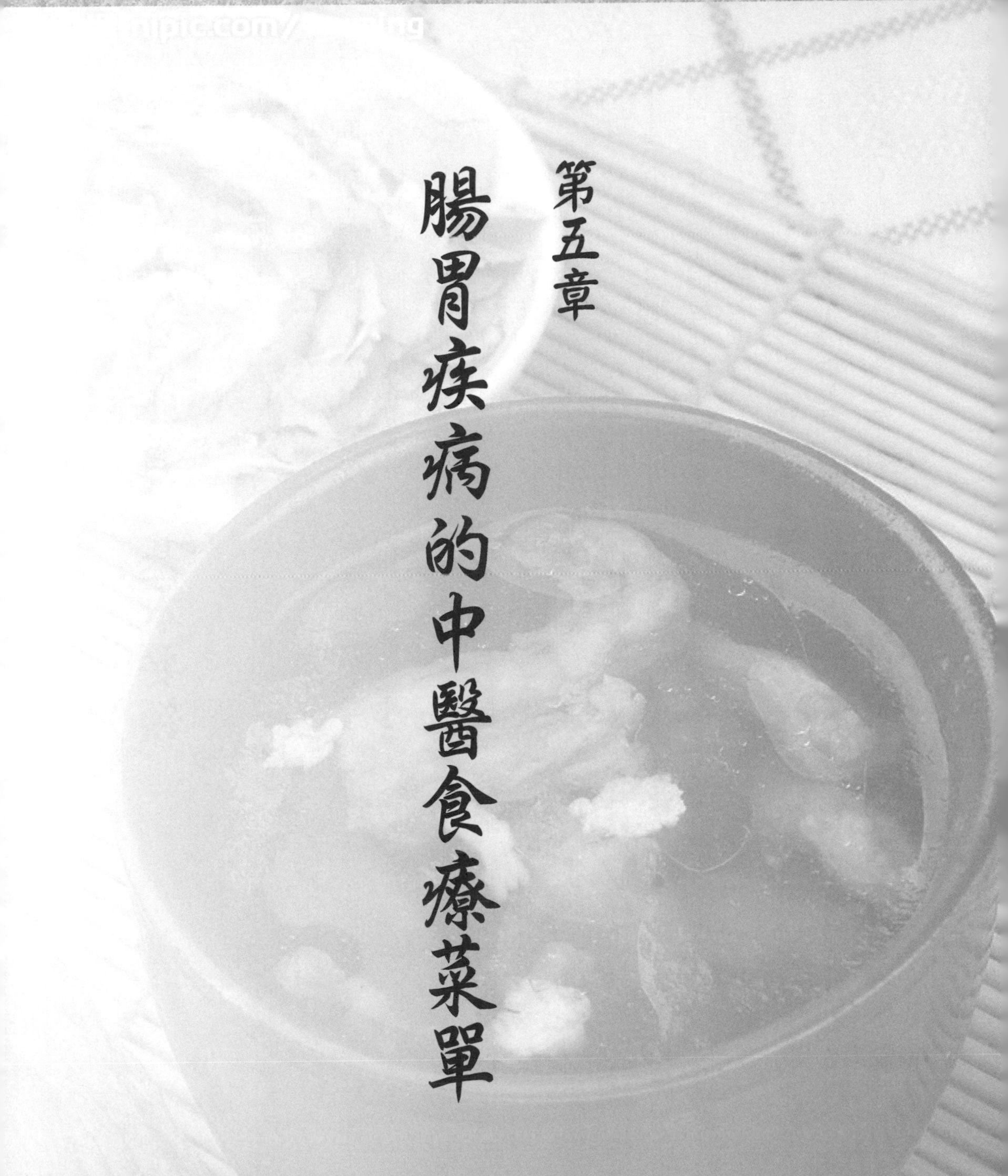

第五章

腸胃疾病的中醫食療菜單

第一節 腸胃保養的基本要領

中醫認為「脾胃是後天之本」。脾胃位於人體三焦的中部，負擔人體食物消化吸收和運輸的重要職責，人體進食的各種飲料食品，都必須經過脾胃的消化和吸收，才能轉化為人體有益的營養，維持人體的各種生理活動。人出生後，人體生理活動和生命運動，以及精神氣血津液的充實和化生，全部依賴脾臟功能。脾臟功能的優劣，決定了人體對於營養物質的吸收水準。

因此，脾胃在人體中的重要性不言而喻。正是因為一日三餐的水穀飲食都要經過脾胃消化和吸收，所以，不當的飲食習慣和生活習慣，都會影響脾胃健康。腸胃病的形成，是由於長期不良生活習慣造成的，因此，預防和治療腸胃疾病，要從日常生活中的飲食習慣入手。

飲食要有規律，吃飯八分飽，做到不偏食、不嗜食。飲食不定量，暴飲暴食很容易引發腸胃疾病。因此，要在飲食上多進行自我控制，合口味的飯菜，也不要猛吃多吃，不合口味的飯菜，也不要餓著肚子少吃，養成進食平衡和有規律，對於腸胃有很大的補益。否則，餓一頓飽一頓的不良生活習慣，很容易造成腸胃蠕動功能的紊亂，引發胃壁內神經叢功能的亢進，造成胃液分泌異常，時間過久便會引發胃炎或者胃潰瘍。

患有胃病的人，要多吃清淡食品，少吃辛辣油膩食品，做到定時進餐，堅持少量多餐的原則，每天可定時進食五、六次。少量，可以避免胃不擴張過度，減輕胃部負擔；多餐，可使胃中經常存有食物，這樣就能中和胃內過多的胃酸。胃病嚴重的患者，要多吃易於消化和營養豐富的食物，比如鬆散的糕點，柔軟的米粥、麵條等。蜂蜜是腸胃患者的進補佳品，它裡面的營養物質，能抑制胃酸分泌、促進潰瘍癒合。

細嚼慢嚥，遠離刺激性食品。細嚼慢嚥可以使食物在口腔內充分軟化，並且和唾液混合，減輕胃部的消化負擔，更有利於食物的消化和人體對食物營養的吸收。刺激性食品和菸酒，對胃的危害很大。胃部不適或者胃部虛弱的人，要遠離辛辣性食物，不要抽菸喝酒。富含澱粉的蓮子和玉米等食品，對於腸胃消化有補益作用，還能健脾益氣，可以多吃；經常出現胃脹氣滿的人，可以多吃蘿蔔，因為蘿蔔具有下氣寬中、消積滯、化痰解毒的良好功效。

保持心情愉快。精神因素和胃部健康有著很大的關係，精神過度緊張和恐懼、憂鬱、悲傷，都會引發大腦皮層的功能異常，致使迷走神經功能紊亂，胃壁血管會痙攣性收縮，進而引發胃潰瘍胃炎等各種胃部疾病。所以，平時要保持愉快輕鬆的情緒，有助於腸胃健康。

養成早起喝一杯水的習慣。多喝白開水（要蓋好杯蓋，保持水裡面的生物活性），白開水最好是當天燒開的，以自然冷卻為宜。每天早晨起床，空腹一大杯白開水，是養胃健身的好習慣，可以刺激腸道，洗滌內臟，促進即時排便。

飯後多按摩。吃飯後用手掌按摩腹部，可以促進腹部血液循環，增加腸胃的消化功能。

即時排便。如果情況允許，有便意的時候要即時排便，不拖延。這樣可使腸中常清。早餐多吃新鮮蔬果，對腸胃很有補益。

第二節 消化不良的藥膳調理

消化不良是一種由胃動力障礙所引起的疾病，也包括胃蠕動不好的胃輕癱和食道逆流病。具體表現症狀為噁心嘔吐、打嗝泛酸、腹痛腹脹，胸悶氣憋，進食後有胃部灼熱感。病人常因胸悶、早飽感、腹脹等不適而不願進食或盡量少進食，夜裡也不易安睡，睡後常伴有噩夢。

飲食不當，精神壓抑，慢性胃病，胃和十二指腸部位的慢性炎症等，都會導致消化不良，但具體原因要去醫院檢查弄清發病因再對症治療。

一、常見的藥膳食療方法如下：

桂皮山楂飲

材　料：紅糖30克，桂皮6克，山楂肉10克。

做　法：①山楂肉用開水煎煮15分鐘後放入桂皮。

②煮到山楂肉快要熟的時候起鍋熄火，濾渣取汁放入紅糖攪拌均勻即可飲用。

用法用量：趁熱隨量服用。

功　效：溫胃散寒，消食導滯。適用於因寒氣與食積，阻滯於胃而引胃脘悶痛，飲食不下，面黃無華，喜熱食而惡寒涼者。

養生小語：桂皮辛甘溫，功能溫中暖胃；山楂消食導滯，加糖益中而緩急痛。故此飲對老年及幼兒消化力弱，偏寒者，頗為相宜。

火炭豬血湯

材　料：豬血200克，鮮火炭母60克，香油、食鹽和味精各適量。

做　法：①豬血洗淨，用開水燙過後切成小塊，鮮火炭母洗淨。

②將兩者一同放於鍋內，加適量清水，置文火上煮湯。

③豬血塊內部變色後即成，可添加食鹽味精和香油，調味後食用。

用法用量：吃血塊喝湯隨量。

功　效：具有清熱解毒、消脹滿、利大腸的功效，有助於腸胃消化。

養生小語：此方適用於老年人夏季悶熱、腸炎、消化不良、飲食積滯等症，有清熱解毒、消脹滿、利大腸的功效。但老年腸炎腹瀉者，只適合飲湯不宜食用豬血。

參花甘草燉魚頭

材　料：中等大小的魚頭一個，半夏和生薑各10克，人參、旋覆花和代赭石各15克，甘草5

克，紅棗3顆，味精和胡椒粉各3克，料酒10克。

做　法：①將前七味藥材洗淨用乾淨紗布包好紮口，放入鍋內旺火燒開。

②用慢火再煎煮20分鐘，濾渣留汁待用。

③魚頭洗淨去腮切成大塊入鍋，加上藥液料酒和胡椒粉。

④旺火燒開後再用小火燉20分鐘，加入味精調味即可食用。

用法用量：每天吃一次，每次吃魚頭50克，喝湯隨量。

功　效：具有健脾胃，補元氣和益氣血的功效。能有效治療胃酸過多。

養生小語：生代赭石為原藥去雜質及泥土，砸碎碾細入藥者。偏於平肝潛陽，降逆止嘔。《本草經疏》：「下部虛寒者，不宜用；陽虛陰萎者忌之。」

山楂檳榔膏

材　料：山楂400克，檳榔50克，白糖300克。

做　法：將山楂和檳榔炒焦研末，和白糖一起用水煎成糖膏狀。

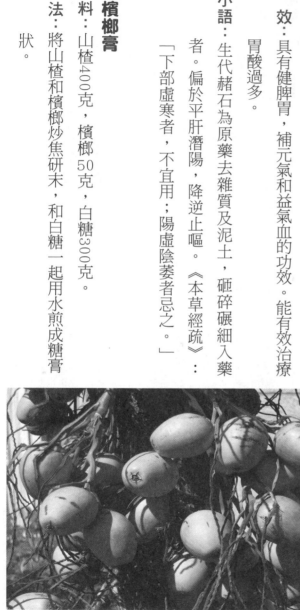

檳榔

用法用量：每次飯後用湯匙取一、二匙，開水沖服。

功　　效：此法可有效幫助消化，連飲十天後一般可使飯量大增，便可停止服用。

養生小語：山楂可順氣止痛、化食消積，適用於氣裹食造成的胸腹脹滿痛痛；檳榔果可炒熟吃，能順氣和胃，止痛消積。

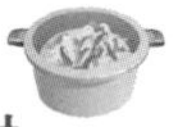

蘿蔔酸梅湯

材　　料：新鮮蘿蔔250克，酸梅2顆，食鹽適量。

做　　法：①蘿蔔洗淨切成薄片，和酸梅一同放入鋁鍋內，加三碗清水，小火煎煮。
②煎到鍋內湯汁只剩下一碗時，即可加入少許食鹽調味，去渣飲汁。

用法用量：隨量飲用。

功　　效：適用於飲食積滯、進食過飽引起的胸悶、燒心、腹脹、煩躁、氣逆等症狀，有助於增加腸胃的消化功能。

養生小語：蘿蔔味辛甘，性寒，所以脾胃虛寒，進食不化，或體質虛弱者宜少食；蘿蔔破氣，服人參、生熟地、何首烏等補藥後不要食用，否則會影響藥效。

二、寶寶消化不良巧治療

胡蘿蔔紅糖汁

材　料：紅糖30克或者50克，中等大小的胡蘿蔔一根。

做　法：將胡蘿蔔洗淨剁碎煎汁。濾渣取汁加入清水1000毫升，放入紅糖旺火燒開後即可飲用。

用法用量：隨量食用。

功　效：此藥膳裡面富含鹼性物質，富含果膠，能有效促進大便的形成，能將細菌和毒素吸附，連同大便一起排出體外，所以十分適合有消化不良症狀的小孩服用。

養生小語：胡蘿蔔味甘、性平，脾胃虛寒者，不可生食。

蘋果泥

材　料：蘋果一個。

做　法：洗淨去皮去核搗成泥。

用法用量：用湯匙餵食小孩。

功　效：蘋果纖維很細，對腸道的刺激很小。並且蘋果富含鹼性物質和果膠，可以有效吸附腸道內的毒素和有害病菌，

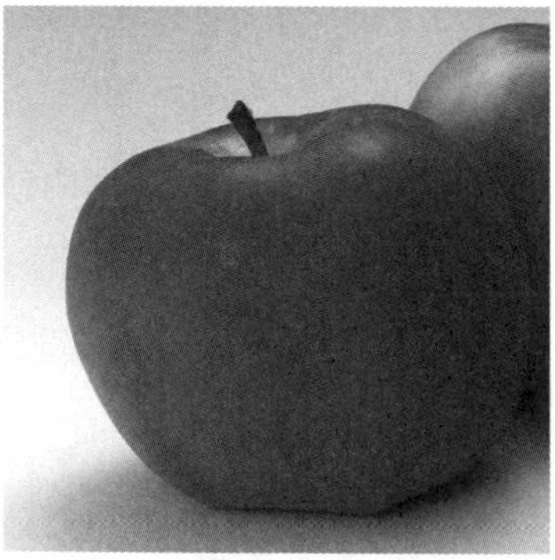

蘋果

有助於小孩消化。

養生小語：蘋果富含纖維質，有助於調理腸胃。小孩腹瀉吃它也有好處，因為蘋果酸具收斂作用，但須注意，如屬脾胃虛寒型的慢性腹瀉，則須將蘋果用錫箔紙包裹，先焗熟或煨熟再吃。

麵粉牛奶湯

材　　料：麵粉（或者米粉）、牛奶（或者羊奶）和紅糖各適量。

做　　法：麵粉和牛奶按照1：10或者1：20的比例，加水適量攪勻後煮沸，加少許紅糖即可。

用法用量：隨量食用。

功　　效：有助於小孩消化。

養生小語：牛奶味甘、性平，補氣血、益肺胃、生津潤腸。缺鐵性貧血、乳糖酸缺乏症、膽囊炎、胰腺炎患者不宜飲用；脾胃虛寒作瀉、痰濕積飲者慎服。

奶桔汁

材　　料：牛奶、羊奶或者優酪乳1000毫升，桔汁6毫升或者乳酸5毫升。

做　　法：①將牛奶、羊奶或者優酪乳，用旺火燒開，晾涼後撇去上面的脂肪。

②放入桔汁或者乳酸，一邊攪動一邊滴。

用法用量：微熱隨量食用。

功　效：適合用作短期治療小孩的消化不良。

養生小語：奶桔汁的營養成分不能滿足小孩健康需要，所以不可以長期食用。

溫馨提醒：

消化不良的日常飲食護理：

1、胃酸過多和胃酸缺乏都會引起消化不良。判定胃酸的多少，可以透過一些專業測試，確定胃酸的多寡後來進行對症醫治。

2、養成定時定量和細嚼慢嚥的飲食習慣，不要過飢或者過飽。少吃辛辣刺激性、油膩油炸、過冷過熱和堅硬難消化的食品。

3、減少乳製品的食用量和鹽分的攝取，少吃黃豆、扁豆和花生。

4、養成細嚼慢嚥的飲食習慣，咀嚼食物時張嘴過大以及一邊吃飯一邊說話，都會引發胃脹氣而導致消化不良。

5、注意胃部保暖，多做運動，既能強身健體，又能強健腸胃，增強腸胃的消化功能。保持開朗樂觀的情緒。

6、每餐前佐食一湯匙純的蘋果醋加一杯水，有助消化。早晨起床先喝一杯檸檬水，有治療及清血的作用。晨起空腹前或者飯前一小時飲用一杯冷白開水，有助於刺激腸道蠕動，促進消化。

7、多喝米湯有助消化，對於胃脹氣胃灼熱等病症都有緩解作用。

8、如果消化不良症狀嚴重，可以暫停進食，期間飲用淡鹽開水或者糖鹽水，以增加身體養分。

烹飪常識：

1、容易引起胃部消化不良的食品有：甘藍菜、豆類製品、洋蔥、白蘿蔔、綠花椰菜、白花椰菜、香蕉和全麥麵粉等，容易產生脹氣，胃脹患者也不宜食用。高纖維食品有益於身體健康，但是消化不良和胃脹氣患者不宜食用。

2、對於消化不利的食品還有：麵包、蛋糕、通心粉、咖啡因、冬瓜、豆乾、鴿肉、柳橙類水果、蕃茄、蕃薯、青椒、碳酸飲料、洋芋片、垃圾食物、油炸食物、辛辣食物、紅肉、豆類、蟹、牡蠣、蠶蛹、蚌。另外，不要長期食用糯米。

第三節 急、慢性腸炎的藥膳調理

一、急性腸炎的藥膳食療

由於飲食不當導致腸道急性發炎的症狀，稱之為急性腸炎。急性腸炎患者常常腹瀉，糞便稀薄，排便次數增加，同時伴有腹痛，情況嚴重者還可能有低燒和嘔吐。此病好發於夏、秋季節。

下面介紹治療急性腸炎的食療方法：

松針汁

材　料：新鮮松針400克。

做　法：新鮮松針搗爛，加兩碗水煎汁，煎至湯液變成一碗。

用法用量：分兩次服用，一小時服用一次。

功　效：對於急性腸炎引起的上吐下瀉、大便稀溏和腹部鳴叫等。

養生小語：松針味苦、澀，性溫。血虛風燥致病者禁用之。

韭菜根汁

材　料：連根韭菜適量。
做　法：連根韭菜絞汁，濾渣。
用法用量：取韭菜汁100毫升，用溫開水沖服。每天服用兩三次，連續服用三、五天。
功　效：有效治療急性腸炎。
養生小語：韭菜根宜採用新鮮的，身有瘡瘍以及患有眼疾者忌用。

蒜米粥

材　料：去皮蒜30克，粳米100克。
做　法：用1000毫升清水將粳米和大蒜一起煮粥。
用法用量：早晚兩次溫熱服用。
功　效：對於急性腸炎引起的腹瀉很有療效。
養生小語：食用生蒜不宜過多，陰虛火旺（如臉紅、午後低熱、口乾便秘、煩熱等）、胃潰瘍、慢性胃炎者要忌食，且不可與蜂蜜同食。

馬齒莧粥

材　料：乾馬齒莧30克（或新鮮馬齒莧90克），粳米100克。

做　法：一起煮粥。

用法用量：早晚各服用兩次。

功　效：有效治療急性腸炎引起的腹瀉。

養生小語：馬齒莧性寒、味甘酸，適宜腸胃道感染之人食用。

蓮藥粥

材　料：粳米100克，蓮子20克，淮山30克。

做　法：一同煮粥。

用法用量：早、晚隨量服用。

功　效：有強健脾胃的作用，對於急性腸炎引起的腹瀉有明顯療效。

養生小語：淮山含有澱粉酶、多酚氧化酶等物質，有利於脾胃消化和吸收功能，適宜腹脹、長期腹瀉者。

金銀蓮子粥

材　料：粳米50～100克，金銀花15克，蓮子10克。

做　法：金銀花煎汁濾渣，金銀花藥液和蓮子與粳米一起煮粥。

用法用量：每日兩次溫熱服用。

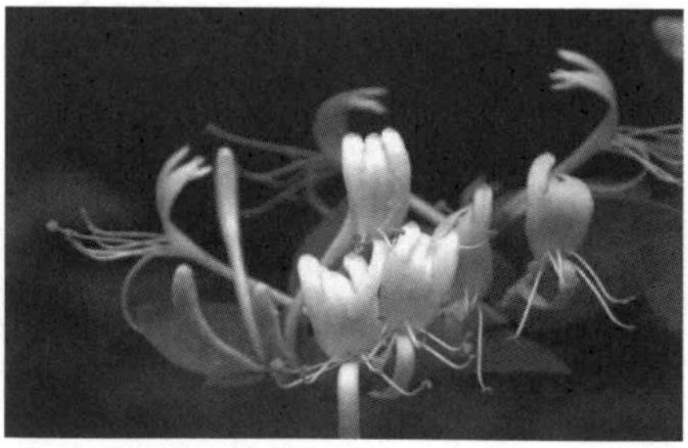

金銀花

功　效：具有清熱祛濕的作用，對於急性腸炎所引起的腹痛有明顯療效。

養生小語：盛夏酷暑之際，喝金銀花茶能預防中暑、腸炎、痢疾等症。

扁豆藿香粉

材　料：白扁豆和藿香葉各60克。

做　法：①將藿香葉曬乾研末，白扁豆略加炒製研成粉。

②兩種粉末混合在一起即成。

用法用量：用薑湯送服，每天服用四、五次，每次10克。

功　效：對於急性腸炎有很好的療效。

養生小語：藿香的鮮葉和乾葉均可入藥，可「避穢惡，解時行疫氣」，具防暑祛濕的功效。藿香還富含多種營養元素和微量元素，其嫩莖葉做蔬菜食用，既美味可口，又能保健祛病。

車前子粥

材　料：車前子30克，粳米適量。

做　法：①車前子用紗布包好，加500毫升水煎汁。

②湯液剩下300毫升後濾渣，加入粳米做成稀飯。

用法用量：分兩次溫熱服用。

功　效：對於急性腸炎有很好的療效。

養生小語：凡用車前子，須以水淘洗去泥沙，曬乾，入湯液炒過使用。

馬鈴薯橘薑汁

材　料：鮮馬鈴薯100克，生薑10克，鮮橘子汁30毫升。

做　法：①鮮馬鈴薯和生薑洗淨後榨汁濾渣。

②加30毫升鮮橘子汁攪勻隔水溫熱。

用法用量：每天服用30毫升。

功　效：可有效治療急性腸炎。

養生小語：食用馬鈴薯時一定要去皮，特別是要削淨已變綠的皮。此外，發了芽的馬鈴薯更有毒，避免食用。

溫馨提醒：

急性腸炎患者宜吃一些軟食，遠離辛辣食品，不要喝酒，不要喝牛奶豆漿，多喝水。情況嚴重的暫時不要進食，以免加重腸道負擔。

二、慢性腸炎的藥膳食療

腸道的慢性炎症，稱之為慢性腸炎。慢性腸炎的主要症狀表現為間斷性腹部隱痛、腹脹、腹痛、腹瀉以及大便次數增加等。

對於慢性腸炎，我們有以下藥膳食療方法：

二白茯苓茶

材　料：白芍、白朮和炙好的附片各15克、生薑10克、茯苓和紅糖各20克。

做　法：①先將附片炙煮半個小時後將水倒掉。

②將生薑、茯苓、白朮、白芍洗淨後切片。

③將以上材料一同放入鍋內，加適量水，旺火燒開。

④再用小火煎煮半個小時濾渣，加入紅糖攪拌均勻即可。

用法用量：代茶飲用。

功　效：具有消炎止瀉的作用，對慢性腸炎患者治療效果明顯。

養生小語：紅糖的儲存最好使用玻璃器皿，密封後置於陰涼處。

川參歸苓粥

材　料：粟米50克，川芎、人參、白茯苓、當歸、白朮、白芍和桂枝各5克。

做　法：①將以上材料清洗乾淨後，一起放入鋁鍋內加水旺火燒開。
②再用小火煮半個小時，濾渣即可。

用法用量：代茶飲用，每天服用一次。

功　效：具有消炎止瀉的作用，適用於慢性腸炎。

養生小語：服用人參時，不可同時服食蘿蔔、茶葉，以免降低藥效。陰虛陽亢及實邪熱盛者忌用。

果香胡椒麵

材　料：草果1顆，丁香2克、食鹽和味精、胡椒粉各3克，白麵條250克。

做　法：①草果去芯研末，丁香研磨成細粉。
②鋁鍋內加入清水，旺火煮沸後放入白麵條。
③稍煮片刻加入胡椒粉、鹽、丁香、草果、味精，麵條熟透即成。

用法用量：每天食用一次，每次吃麵條100克（連湯一塊吃）。正餐食用。

功　效：具有暖胃腸和止瀉的功效，適用於慢性腸炎患者。

養生小語：草果忌鐵。

烹飪指導：選擇草果以個大、飽滿、色紅棕、氣味濃者為佳。

黃耆薏仁粥

材　料：黃耆和薏仁各30克，白米100克。

做　法：①白米、薏仁、黃耆清洗乾淨，黃耆切片，一共放入鍋內旺火燒開。

②用小火燉40分鐘即可食用。

用法用量：每天食用一次，每次吃粥100克。正餐食用。

功　效：具有補元氣和止瀉的作用，對於脾虛慢性腸炎患者有良好療效。

養生小語：薏仁是補身藥用佳品，冬天用薏仁燉豬蹄、排骨和雞，是一種滋補食品。夏天用薏仁煮粥或做冷飲冰薏仁，又是很好的消暑健身的清補劑。

薏仁甜粥

材　料：薏仁、粳米各50克，白糖適量。

做　法：①將粳米淘洗乾淨後加水適量和薏仁一同煮粥。

②粥熟時放入適量白糖即可食用。

用法用量：每天吃兩次。

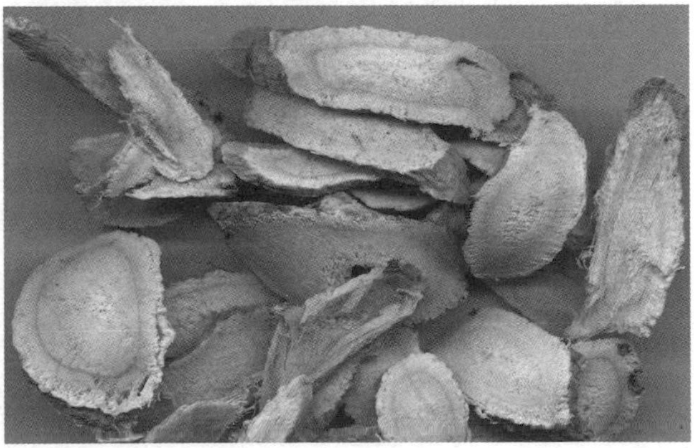

黃耆

功　效：對於慢性腸炎有療效。

養生小語：薏仁以水煮軟或炒熟，比較有利於腸胃的吸收，身體常覺疲倦沒力氣的人，可以多吃。

蓮肉荔枝粥

材　料：蓮肉6枚，去核的荔枝乾7顆，粳米50克，淮山15克，白糖適量。

做　法：將上述材料加水適量熬成粥，加入適量白糖調味。

用法用量：隨量服用。

功　效：對於慢性腸炎患者有療效，尤其適合五更腹瀉的小孩。

養生小語：荔枝乾營養豐富，民間歷來認為是補品，能補血滋脾；蓮子的作用主要是補脾固澀，兩者合用，搭配恰當。

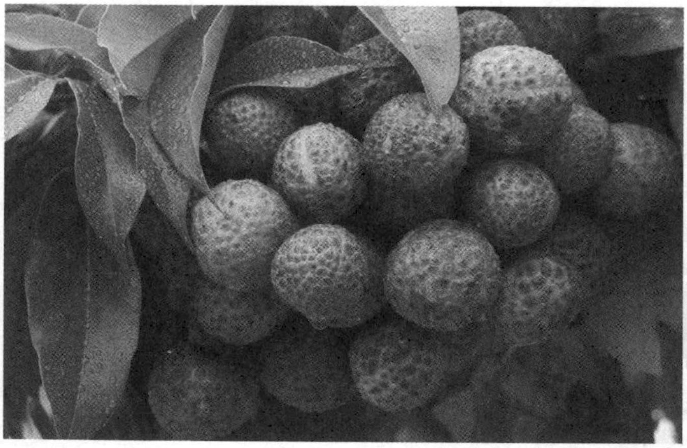

荔枝

芡實扁豆粥

材　料：粳米75克，薏仁、芡實、蓮子、扁豆、淮山各15克，紅棗10顆。

做　法：將上述材料加水煮成粥。

用法用量：一天服用兩次。

功　效：對於慢性腸炎有很好療效。

養生小語：吃芡實要用慢火燉煮至爛熟，細嚼慢嚥，方能發揮到補養身體的作用。芡實有較強的收澀作用，便秘、尿赤者及婦女產後皆不宜食。

溫馨提醒：

慢性腸炎的飲食調理：

1、要忌食油膩和多纖維食品，以免加重腸道負擔。慢性腸炎患者適合吃餛飩、蛋類、豆製品以及掛麵、魚蝦等食品。少吃蔗糖和產氣發酵食品，比如黃豆、南瓜、牛奶、紅薯、馬鈴薯、黃豆和白蘿蔔；禁忌生冷和堅硬食品。

2、慢性腸炎患者如果出現脫水現象，要服用米粥、菜湯、淡鹽開水、菜汁和果汁來補充體內水分。

第四節 潰瘍性腸炎藥膳調理

潰瘍性腸炎的發病原因不明，主要表現為腹痛腹瀉、黏液血便（下痢膿血）、肛門灼熱和腹中不適，很想排泄卻又泄不出來等症狀，有時會導致全身乏力，情況嚴重者還會出現發燒、衰弱、消瘦和體痛等。慢性潰瘍性腸炎患者容易導致蛋白質流失和營養不良，重症患者有可能引發癌變，急性患者容易出現大出血、中毒性巨結腸發生和腸穿孔，具有很高的死亡率。所以，日常的調養護理和預防，至關重要。

潰瘍性腸炎的日常藥膳食療方法如下：

桂枝茯苓粥

材　料：粟米50克、桂枝10克，茯苓20克，白朮、白芍、川芎當歸和人參各15克。

做　法：①將上述藥材加水適量煎汁25分鐘，濾渣取汁。
②將粟米放入藥液中，加清水適量煮粥，半個小時即可食用。

用法用量：每日一次，一次吃完。

功　效：具有祛痛止痢的功效，適用於潰瘍性腸炎引起的絞痛、便中帶血等症狀。

養生小語：桂枝性溫助熱，如應用不當則有傷陰、動血之虞，故在溫熱病、陰虛火旺及出血症時，不宜應用。

白芨粥

材　料：白米100克，白芨10克。

做　法：①白米淘洗乾淨，白芨洗淨切塊。
②一同放入鍋中加水適量旺火燒開，再用小火燉半個小時即可食用。

用法用量：去掉白芨，一次將米粥吃完，每天一次。

功　效：具有養胃、止血、消腫的作用，適用於對大腸潰瘍便血症狀的治療。

養生小語：白芨自古就是美容良藥，被譽為「美白仙子」，還可治療痤瘡、體癬、癰腫、疤痕等皮膚病。

馬蹄鵪鶉湯

材　料：鵪鶉2隻，馬蹄60克，生薑6克，食鹽4克，料酒10克。

做　法：①鵪鶉去毛去內臟去爪子，清洗乾淨。
②馬蹄洗淨去皮切塊，生薑洗淨切片。
③將生薑、鵪鶉和馬蹄放入砂鍋內，加上料酒和適量清水燉50分鐘。
④加入食鹽調味即可食用。

用法用量：每天吃一次，每日一次，每次馬蹄50克和鵪鶉1隻。

功　　效：具有清熱解毒、散結消痛的功效，對於大腸潰瘍便血患者有一定療效。

養生小語：鵪鶉可與補藥之王人參相媲美，譽為「動物人參」，是老幼病弱者、高血壓患者、肥胖症患者的上佳補品。

花生醋

材　　料：花生500克，米醋1000克。

做　　法：花生洗淨放入瓶中，倒入米醋浸泡10天。

用法用量：每天吃兩次，每次吃花生30克。

功　　效：具有消腫止瀉的作用，十分適合潰瘍性大腸炎患者的食用。

養生小語：花生營養雖好，但發霉花生不可食，有致癌作用。

淮山茯苓芡豆糕

材　　料：茯苓和白扁豆各20克，烏梅4顆，紅豆150克，鮮淮山250克，芡實米30克，果料和白糖適量。

做　　法：①茯苓、芡實米和白扁豆研磨成細粉，烏梅和白糖熬成濃汁。

②紅豆淘洗乾淨，做成豆沙加白糖攪勻。

③鮮淮山削去外皮蒸熟，搗碎成泥。

④將白扁豆、茯苓和芡實碎末隔水蒸熟，放入淮山泥中攪拌均勻。

⑤將淮山泥和豆沙泥隔層塗抹在蒸籠上，大約塗抹六、七層。

⑥點綴上果料蒸熟，淋上烏梅汁即可食用。

用法用量：隨量食用。

功　　效：具有健脾止瀉的效果，對於潰瘍性腸炎療效顯著。

養生小語：夏季用砂糖煎水做成酸梅湯飲料可以清涼解暑，生津止渴。

百合芡實粥

材　　料：粳米適量，百合和芡實各60克。

做　　法：百合和芡實洗淨，加粳米煮粥，煮熟後即可食用。

用法用量：隨量食用。

功　　效：具有治療脾虛泄瀉的功效，十分適合潰瘍性腸炎的患者服用。

養生小語：鮮百合具有養心安神，潤肺止咳的功效，對病後虛弱的人非常有益。

銀花甜茶

材　　料：紅糖和銀花各30克。

做　法：紅糖和銀花用開水沖泡。

用法用量：隨量食用。

功　效：能有效治療潰瘍性腸炎。

養生小語：銀花性寒，味甘、微苦，脾胃虛寒者慎服。

白芨燕窩湯

材　料：白芨10克，燕窩3克，冰糖15克，清水300克。

做　法：①白芨切片、燕窩溫水泡發、冰糖打破。
②將白芨和燕窩加清水，旺火燒開後轉用慢火燉煮15分鐘。
③加入冰糖屑，再煮3分鐘即可食用。

用法用量：每天一次，單獨食用。

功　效：具有止血、消腫的作用，適用於潰瘍性腸炎引起的大腸便血等症狀。

養生小語：對於有吸菸的不良嗜好的人來說，燕窩是不可多得的「洗肺」佳品。

馬鈴薯薑橘汁

材　料：鮮馬鈴薯100克，生薑10克，鮮橘子汁30毫升。

做　法：鮮馬鈴薯和生薑洗淨後榨汁濾渣，加30毫升鮮橘子汁攪勻後，隔水溫熱。

用法用量：每天服用30毫升。

功　　效：可有效治療急性腸炎。

養生小語：橘子汁的飲用要注意與喝牛奶間隔一段時間，一般應在喝牛奶後1小時為宜。

蘿蔔薑糖茶

材　　料：蘿蔔汁50毫升，生薑汁15毫升，蜜糖30克，濃紅茶一杯。

做　　法：將上述材料攪勻後隔水蒸熱。

用法用量：每天飲用兩次。

功　　效：具有溫化寒濕、行氣導滯的功效，能有效治療潰瘍性腸炎引起的腹痛、裡急後重（急於大便卻無法爽快瀉出來）等症。

養生小語：蘿蔔味甘辛性涼，吃烤魚、烤肉時，宜與蘿蔔搭配食用，以分解其有害物質，減少毒性。

馬鈴薯大麥湯

材　　料：馬鈴薯300克，大麥仁100克，蔥白、食鹽和植物油各適量。

做　　法：①馬鈴薯洗淨去皮切成小丁，大麥仁去除雜質淘洗乾淨。

②將蔥花倒入油鍋炒香，加適量水再放入大麥仁煮沸。

③放入馬鈴薯丁和食鹽煮熟即可食用。

用法用量：每天早晚各吃一次。

功　　效：對於潰瘍性腸炎有很好療效。

養生小語：大麥性平涼，助胃氣，無燥熱。適宜胃氣虛弱、消化不良者食用。

蝦仁豆蘑湯

材　　料：蝦仁400克，青豆和蘑菇湯各50克，香菇200克，植物油、水澱粉、蔥花、麻油、精鹽、黃酒、味精和蕃茄醬各適量。

做　　法：①蝦仁用七分熱的油煎炸一分鐘撈出來控油。

②蔥花、香菇丁和青豆在油鍋略炒，放黃酒、味精、加蘑菇湯和精鹽旺火燒開。

③用水將澱粉勾稀芡後加入蝦仁、麻油和蕃茄醬，略煮片刻即可食用。

用法用量：可以隨餐隨量食用。

功　　效：對於潰瘍性結腸炎有療效。

養生小語：蝦仁味甘、鹹，性溫。宿疾者、正值上火之時不宜食蝦。

烹飪指導：購買蝦仁時要注意色澤，以色白明亮為佳；如果色澤深黃，個體軟碎不整，又無光澤，則品質欠佳，不宜購買食用。

溫馨提醒：

潰瘍性腸炎的日常飲食護理：

第一、盡量避免食用牛奶和乳製品，減少粗纖維食品的攝取，比如芹菜、韭菜和蘿蔔等，多吃容易消化、富含鐵鈣、鎂鋅和葉酸的流質食品。如果症狀嚴重則需要禁食，以便讓腸道充分休息。

第二、避免使用辛辣刺激性的食品，不要吃生蔬菜和水果，不要吃油膩和油炸食品，以免加重腸道負擔。飲食烹調方面，要注意刀工細緻，烹調爛熟，以利於腸道的消化和吸收。

第五節 痢疾的飲食治療

痢疾是一種急性腸道傳染病，通常表現為發燒腹痛；大便次數增加而且伴有膿血，無論白天夜晚都有便意，數次數十次不等；腹部極為不適，裡急後重（很想排便卻又無法暢快排出來）。情況嚴重者，還會出現高燒、神志不清等現象。

按照症狀不同，痢疾分為濕熱蘊結型、寒濕困脾型、脾陽虧虛型、熱毒熾盛型和正虛邪戀型五大類。

一、濕熱蘊結型痢疾的藥膳食療

濕熱蘊結型痢疾主要表現為腹部痛痛，大便呈赤白色伴有膿血，每次大便數次到數十次不等，肛門有灼熱感，裡急後重，舌頭發紅舌苔黃膩。

金銀檳榔粥

材　料：金銀花30克，檳榔15克，白米適量。

做　法：①將金銀花和檳榔煎汁，濾渣取汁。

②白米放入汁液中煮粥。

用法用量：每天服用一劑，分兩次服用。

功　效：治療痢疾。
養生小語：檳榔果可以食用，沾滷水咀嚼，初次咀嚼者會臉紅，胸悶，屬於正常現象。

酸辣鯽魚

材　料：鯽魚500克，蒜醋、胡椒粉、生薑和食鹽各適量。
做　法：鯽魚洗淨切成薄片，和蒜醋、胡椒粉、生薑、食鹽一起熬煮成湯。
用法用量：吃肉喝湯，隨量食用。
功　效：治療痢疾。
養生小語：吃鯽魚的最佳時期是冬令時節，鯽魚與豆腐搭配燉湯營養最佳。

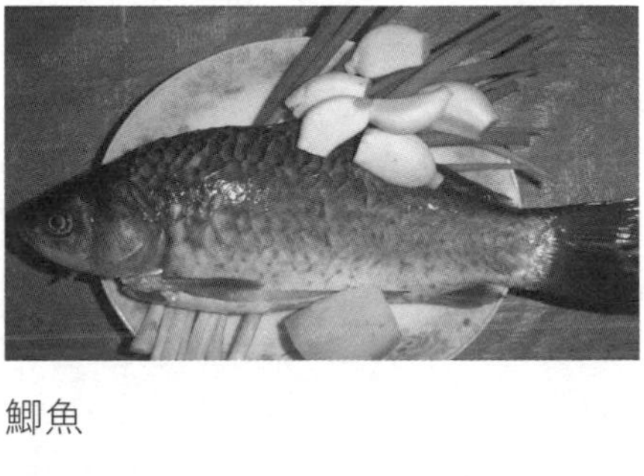
鯽魚

檳榔甜莧粥

材　料：馬齒莧50克，檳榔和冰糖各15克。
做　法：①將馬齒莧和檳榔煎汁，濾渣取汁。
②放入冰糖溶化攪勻後即可服用。

用法用量：每日兩次服用完畢。

功　　效：治療痢疾。

養生小語：馬齒莧為治菌痢的良藥，可單用本品煎服，以新鮮者效果較佳。

蘿蔔汁

材　　料：鮮白蘿蔔一個，蜂蜜適量。

做　　法：榨汁後去渣，加入蜂蜜調勻即可。

用法用量：服用，每次喝三、四湯匙即可。

功　　效：治療痢疾。

養生小語：蜂蜜中的維生素B群較多，能使體內脂肪轉化為能量而釋放，所以，蜂蜜雖比白糖甜卻不會使人發胖。

二、寒濕困脾型痢疾的藥膳食療

寒濕困脾型痢疾主要表現為腹部痛痛，頭腦發重身體困乏，脘痞納少，口黏不渴，舌苔白膩，大便赤白黏凍。

砂仁烤豬肝

材　　料：豬肝1副，砂仁末100克。

做　法：①豬肝洗淨去薄膜和筋絡，切薄片。

②砂仁末撒在肝片上，用三重濕紙包裹好放置烤箱烤熟。

用法用量：趁熱隨意吃。

功　效：對於痢疾導致的腹瀉次數過多有明顯療效。

養生小語：砂仁味辛、性溫，陰虛血燥，火熱內熾者慎服。

陳皮豬腰餛飩

材　料：豬腰子2個，陳皮15克，麵粉、花椒水和醬油各適量。

做　法：①豬腰洗淨後切碎，陳皮研成碎末。

②將豬腰子和陳皮用花椒水和醬油調勻做成肉餡。

③麵粉擀成麵皮做成餛飩。

用法用量：空腹隨量吃下。

功　效：治療痢疾。

養生小語：新鮮豬腰有層膜，光澤潤澤不變色。質脆嫩，以色淺者為好。

陳皮肉桂粥

材　料：陳皮10克，肉桂4克，山楂12克，當歸6克，紅糖30克，白米200克。

做　法：①將肉桂、陳皮、當歸、山楂煎汁去渣。
②放入白米煮成粥，粥熟的時候加入紅糖。

用法用量：分成四等份，每天服用兩次，兩天服用一劑。

功　效：治療痢疾。

養生小語：山楂味酸、甘，性微溫。能開胃消食、化滯消積、治痢疾。胃酸過多、消化性潰瘍和齲齒者，及服用滋補藥品期間忌服用。

附子甜粥

材　料：白米100克，紅糖15克，製附子10克，蔥白2根，乾薑5克。

做　法：①白米淘洗乾淨，蔥白洗淨切段、乾薑浸泡後洗淨。
②製附子和乾薑放入水中煎煮一個小時後濾渣取汁。
③白米和蔥白放進汁液中煮粥，粥熟後加入紅糖。

用法用量：每天服用一劑，分兩次服食。

功　效：治療痢疾。

養生小語：生附子毒性較熟附片為強，須嚴格控制使用，一般只供外用。

三、脾陽虧虛型痢疾的藥膳食療

脾陽虧虛型痢疾主要症狀為排便不暢，腹部冷痛，症狀持續時間長，大便呈白黏凍狀，舌頭顏色丹白，苔白色水滑，畏寒怕冷，四肢冰冷。

大蒜炒雞蛋

材　料：大蒜適量，雞蛋兩個。

做　法：①大蒜去皮切碎，雞蛋打破。
②先將蒜放到熱鍋上炒片刻，放入雞蛋液炒熟。

用法用量：吃蛋吃蒜。

功　效：治療痢疾效果明顯。

養生小語：煎雞蛋不要經常吃，蛋黃本來就含有很高的膽固醇，煎時熱量更高，油溫太高掌握不好火候還會產生有毒物質。

肉桂胡椒粥

材　料：白米100克，肉桂1.5克，胡椒和蓽茇各3克。

做　法：將胡椒和蓽茇、肉桂一起研成碎末，和白米一起煮成粥。

用法用量：每天一劑，分兩次服食。

功　效：治療痢疾。

養生小語：胡椒的熱性高，吃了很容易讓人體內陽氣生發，所以每次最好別多吃，在0.3克～1克左右比較適宜。另外，發炎和上火的人要暫時禁吃胡椒，否則更容易動火傷氣。

良薑甜粥

材　料：白米100克，紅糖15克，高良薑6克，乾薑5克。

做　法：①將高良薑、白米和乾薑一同煮成粥。
②粥煮好後去掉高良薑和乾薑，加入紅糖攪拌均勻。

用法用量：每日一劑，分兩次服食。

功　效：治療痢疾。

養生小語：高良薑宜炒過入藥。

陳皮辣魚

材　料：一公斤大小的鯽魚1條，胡椒、蓽茇、陳皮、縮砂仁、泡辣椒各10克，大蒜2個，食鹽、菜油、蔥和醬油少許。

做　法：①鯽魚去鱗去內臟去腮，清洗乾淨，大蒜剝皮。
②將大蒜、調味和上述藥材裝進魚肚子裡面。

③油鍋內放入菜油燒熱，放入鯽魚炸熟，加入清水適量燉成羹即可食用。

用法用量：空腹隨量食用。

功　　效：具有醒脾暖胃的功效，有效治療痢疾。

養生小語：泡辣椒有健胃治痢之功效，是一種既衛生又保健的食品。

大蒜粳米粥

材　　料：粳米100克，紫皮大蒜30克。

做　　法：①大蒜去皮，放沸水中煮1分鐘撈出。

②粳米淘洗乾淨，放入煮蒜的水中煮粥。

③煮沸後將蒜放入粥內煮10分鐘即可食用。

用法用量：一早一晚溫熱隨量食用。

功　　效：對於痢疾有良好的療效。

養生小語：大蒜性溫，味辛，有溫中消食、解毒殺蟲、破瘀除濕等功效。用紫皮大蒜煮粥食用，有下氣、消炎、健胃、止痢等作用。

韭菜米粥

材　　料：粳米100克，鮮韭菜30～60克，食鹽少許。

做　法：①韭菜洗淨切碎。
②粳米淘洗乾淨加少許鹽煮粥。
③煮沸放入韭菜煮至粥熟。

用法用量：一早一晚溫熱食用。

功　效：具有健脾暖胃的功效，能有效治療痢疾。

養生小語：宜用新鮮韭菜煮粥，現煮現吃，隔日的不要吃。陰虛身熱、身有瘡瘍、患眼疾者忌食。夏季不宜食。

四、熱毒熾盛型痢疾的藥膳食療方法

熱毒熾盛型痢疾主要表現為發病突然急促，腹部痛痛劇烈，大便呈現發紫的膿血狀，氣味腐臭，或者噁心嘔吐，或者表現為腹瀉之前發高燒，煩躁不安、四肢發冷，腹滿脹痛臉色蒼白。舌頭成絳紅色，舌苔發黃乾燥。

馬齒莧粥

材　料：馬齒莧和粳米各適量。

做　法：一同煮粥。

用法用量：空腹隨量食用。

功　效：對於痢疾很有療效。

注意事項：不要放入食醋和食鹽。

養生小語：熬粥最好用砂鍋，不宜用鐵鍋和鋁鍋，特別是熬製一些有治療作用的藥粥時更應如此。

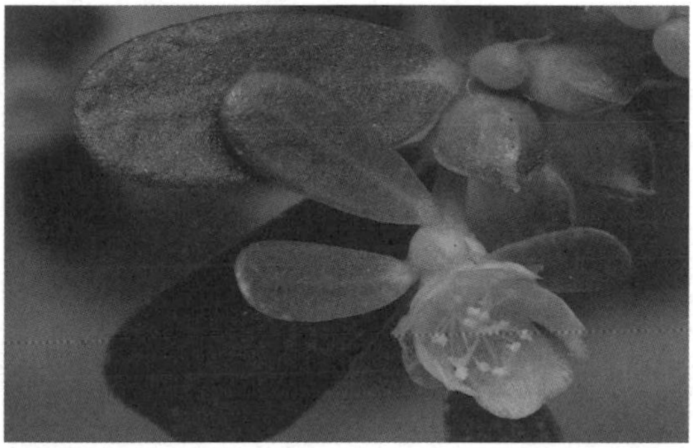

馬齒莧

五、正虛邪戀型痢疾的藥膳食療方法

正虛邪戀型痢疾的症狀是，腹瀉時發時止，腹瀉時大便成白色黏凍狀或果醬狀，不腹瀉時身體疲憊乏力，飯量減少，腹脹或者痛痛，舌苔淡白輕薄。

細茶桃仁汁

材　料：細茶和乾薑各6克，紅糖10克，核桃仁30克，紅糖適量。

做　法：①將乾薑、細茶和核桃仁放入水中煎40分鐘。

②濾渣取汁，加入紅糖調味即可。

用法用量：每天服用兩次，每日一劑。

功　效：治療痢疾。

養生小語：茶葉不宜和人參、西洋參一起食用，會影響藥效。

茶葉粥

材　料：粳米100克，陳茶葉10克。

做　法：將茶葉煎汁去渣，汁液和粳米一同煮成稀粥。

用法用量：上午下午各溫熱食用一次，臨睡前不要吃。

功　效：具有消食化痰，清熱止痢的良好功效。

養生小語：茶葉中的兒茶素和脂多醣有抗輻射的功效，能使某些放射性元素不被吸收而排出體外，在國外有人把茶葉稱為「超原子時代的高級飲料」。

蕪荑醋肝

材　料：豬肝1個，蕪荑末適量，濃醋兩升。

做　法：豬肝洗淨和醋一起煮熟切片，灑上蕪荑末調味。

用法用量：空腹隨量食用。

功　效：對於痢疾引起的水瀉很有療效。

養生小語：蕪荑味辛、性平，能夠除濕止痢，脾胃虛弱者慎服。

溫馨提醒：

痢疾患者的飲食護理：

1、痢疾緊急發作期間，不要進食，以便清理腸胃。或者根據實際情況，進食一些容易消化的流食。可以飲用一些果汁和鹽開水，也可喝紅、綠茶水。

2、如果病情好轉，可以吃一些低脂肪容易消化的半流食。比如米粥、龍鬚麵、麵包、蛋糕、新鮮果汁菜汁、肉泥粥、菜末粥和小薄麵片等。

3、恢復期間也要少吃油膩食品，多吃容易消化的軟飯，可以乾稀搭配。

4、痢疾期間不要吃油膩葷素和乾冷生硬的食品，也不要吃不易消化的粗纖維食品，不要進食牛奶、蔗糖和雞蛋等，以免加重腸道負擔，引發脹氣。可以多吃熟柿子，每天吃兩三次大蒜汁。

5、痢疾期間大便次數多，要注意便後洗手，尤其注意飲食衛生，防治兩次感染，加重病情。

第六節 便秘的藥膳調理

大便次數減少，大便乾燥硬結塊，排泄困難，就都屬於便秘現象。便秘患者常常有腹脹腹痛、頭暈乏力、肛門墜脹痛痛和食慾不振等症狀。便秘不是一種具體的疾病，而是一種多種疾病的綜合症狀。

一、常用的藥膳食療方法如下：

麻仁蘇子粥

材　料：糯米適量，麻仁和蘇子各15克。

做　法：糯米淘洗乾淨，加清水適量，連同麻仁、蘇子一同煮粥。

用法用量：一早一晚各服用一小碗。

功　效：具有理氣通便的效果，適合於便秘者食用，有療效。

養生小語：麻仁陽明正藥，滑腸潤燥，利便除風；蘇子兼走太陰，潤肺通腸，和血下氣，行而不峻，緩而能通。故老人便秘、產婦氣血不足者適宜用之。

馬鈴薯蜜汁

材　料：新鮮馬鈴薯1000克，蜂蜜適量。

做　法：①馬鈴薯洗淨榨汁，濾渣取汁。
②將汁液在小火上煮至黏稠，加入多於汁液一倍量的蜂蜜，再次煎至黏稠狀。
③冷卻後裝瓶備用。

用法用量：每天空腹食用兩次，每次食用10毫升。

功　效：具有健脾益氣的效果，適合便秘患者食用，療效顯著。

養生小語：蜂蜜有涼性與熱性之分，明朝醫學家李時珍指出：「蜂蜜入藥之功有五：清熱也；補中也；潤燥也；解毒也；止痛也。生則性涼，故能清熱。熟則性溫，故能補中。甘而和平，故能解毒。柔而濡澤，故能潤燥。緩可以去急，故能止心腹肌肉創傷之痛，和可以致中，故能調和百藥，而與甘草同功。」

烹飪指導：治療便秘最好還是用涼性的蜂蜜，如：黃連蜜、荊花蜜、槐花蜜、紫雲英蜜等。

桑椹糖餅

材　料：白砂糖500克，乾桑椹末200克，食用油適量。

做　法：①白砂糖加少量清水小火煎成糊狀。
②加入乾桑椹末，攪拌均勻後繼續煎。

③一直到用手拿起而且不黏手的糖餅狀，下鍋停火。
④在瓷盤裡塗抹少許食用油，將糖餅倒入瓷盤中稍冷卻切成小塊即可食用。

用法用量：隨量食用。

功　　效：滋補肝腎，能有效治療便秘。

注意事項：將材料中的桑椹末改換成松子仁末，做法一樣，也能有效治療便秘。

養生小語：桑椹味甘酸、性寒，所以脾胃虛弱，大便溏薄者不宜多食。

綠豆青椒粥

材　　料：綠豆芽300克，青椒1個，海米30克，調味料適量。

做　　法：①綠豆芽去根洗淨，青椒洗淨切絲，海米用酒浸泡後蒸熟。
②將豆芽和青椒一起用開水焯熟，瀝乾晾涼。
③拌入海米煮粥，根據口味加入調味料即可食用。

用法用量：隨量食用。

功　　效：潤腸通淋，活血通脈，能有效治療便秘。

養生小語：綠豆芽性涼味甘，適用於濕熱鬱滯、大便秘結、小便不利、目赤腫痛等患者；辣椒味辛、性熱，有溫中散寒，開胃消食的功效。兩者搭配可以有效治療便秘。

檳榔二仁粥

材　料：糯米100克，檳榔15克，鬱李仁15克，火麻仁15克。

做　法：①糯米淘洗乾淨，檳榔搗成碎末，去皮鬱李仁研膏，火麻仁煎汁。②用火麻仁汁將糯米煮粥，粥將熟時加入檳榔末、鬱李仁膏攪勻。

用法用量：空腹食用，每天兩次。

功　效：具有理氣、潤腸、通便的效果，對於胸膈滿悶、大便秘結有明顯療效。

養生小語：鬱李仁、火麻仁都能潤腸通便，但火麻仁滋養潤燥，作用緩和，適用於病後體虛及胎前產後的腸燥便秘；鬱李仁則滑腸通便作用較強，且能利尿。服鬱李仁後，在大便解下前可能有腹部隱痛。

香蕉蒸冰糖

材　料：香蕉兩根，冰糖適量。

做　法：將香蕉去皮切段，加冰糖一起隔水蒸。

用法用量：每天吃兩次，連續服用數日。

功　效：具有清熱潤燥，解毒滑腸和補中和胃的功效，對於虛弱病人的便秘療效顯著。

養生小語：香蕉味甘性寒，可清熱潤腸，促進腸胃蠕動，但脾虛泄瀉者卻不宜。

松子核桃粥

材　料：粳米100克，松子仁15克，核桃仁10粒。
做　法：①粳米淘洗乾淨，松子仁和核桃仁研末。
②將上述材料放在一起，加水一升煮粥。
用法用量：隨量食用。
功　效：對於陰血不足、腸燥津枯引起的便秘很有療效。
養生小語：核桃性溫、味甘、無毒，核桃仁有通便作用，但核桃外殼煮水卻可治療腹瀉。

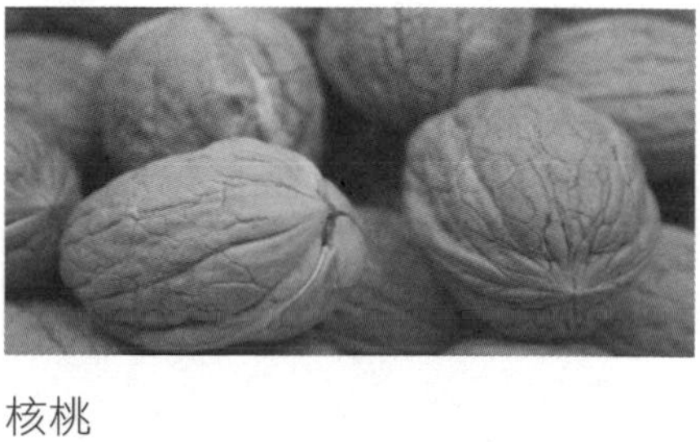

核桃

蓯蓉肉桂粥

材　料：肉蓯蓉24克，糯米50～100克，肉桂末3克，食鹽、麻油適量。
做　法：①肉蓯蓉洗淨搗爛如泥，糯米淘洗乾淨，將粳米和肉蓯蓉一起煮粥。
②加入肉桂末攪勻，根據口味放入適量食鹽、麻油調味。
用法用量：分一次到兩次服完，每日一劑，連服五天到七天。
功　效：對陽虛引起的大便秘結，排便無力，小便清長，手足不溫者有明顯療效。
養生小語：肉蓯蓉性溫、味甘酸鹹，補腎陽，益精血，潤腸通便。胃弱便溏，相火旺者慎用。

芝麻玉米糕

材　料： 黑芝麻15克，火麻仁6克，粟子20克，玉米粉30克。

做　法： ①將黑芝麻、火麻仁和粟子研末。

②上述材料一起加水做成糕，篦子上蒸20分鐘即可食用。

用法用量： 隨量食用。

功　效： 適用於老年人腎氣不足之便秘。

養生小語： 《食物本草》記載，粟子「主益氣，厚腸胃，補腎氣，令人耐飢。」食用粟子要得法，最好在兩餐之間把粟子當成零食，或做在飯菜裡吃，而不要飯後大量吃。這是因為粟子含澱粉較多，飯後吃容易食用過多的熱量，不利於保持體重。

二、小孩便秘的食療法

小孩便秘的表現症狀是大便乾燥、堅硬，或者間隔時間長，兩三天甚至更長時間才排便一次。飲食不當、病後體弱、體內火氣太盛、飲食過飽而傷食等，都可能引起小孩便秘。

常用的治療小孩便秘的藥膳食療方法如下：

1、積熱類便秘的藥膳食療

小孩積熱類便秘是指餵養不當或者過飽傷食造成的便秘。表現症狀為：大便乾燥堅硬，小孩腹脹腹痛煩躁不安，手心腳心發燒，口氣發臭難聞。

南瓜根汁

材　料：南瓜根50～100克。

做　法：清洗乾淨後切碎，鍋內煎汁。

用法用量：每日一次，一次飲完，連服數劑，直到大便通透，便秘症狀消失。

功　效：治療小孩便秘。

注意事項：3歲以下幼兒可以添加適量白糖調味。

養生小語：南瓜根性平，味淡，無毒，《閩東本草》記載：「南瓜根一兩五錢，濃煎灌腸，可治便秘。」

銀耳鮮橙湯

材　料：銀耳10～15克，鮮橙汁20毫升。

做　法：銀耳泡發洗淨隔水蒸，加入鮮橙汁調和。

用法用量：吃銀耳喝湯，每天一次，一次吃完，連續服用數天。

功　效：對小孩便秘有療效。

養生小語：銀耳味甘、性平，用於治肺熱咳嗽、肺燥乾咳、婦女月經不調、胃炎、大便秘結等病症；對陰虛火旺不受參茸等溫熱滋補的病人是一種良好的補品。

菠菜米粥

材　料：菠菜100克，粳米50～100克，油鹽等調味適量。

做　法：①菠菜洗淨，放入開水中煮至半熟，撈出來切段。

②粳米淘洗乾淨煮粥，粥成後放入菠菜再稍微煮一會兒，加油鹽等調味。

用法用量：一次或者兩次服用完畢，每天服用一劑，連服五～七天。

功　效：對小孩便秘很有療效。

養生小語：菠菜性涼、味甘辛、無毒，具有促進腸道蠕動的作用，利於排便，且能促進胰腺分泌，幫助消化。但是，菠菜所含草酸與鈣鹽能結合成草酸鈣結晶，使腎炎病人的尿色渾濁，管型及鹽類結晶增多，故腎炎和腎結石者不宜食用。

蘿蔔蜜汁

材　料：中等大的白皮大蘿蔔一個，蜂蜜100克。

做　法：蘿蔔洗淨，中心挖空，放入蜂蜜隔水蒸煮。

用法用量：喝蜜水吃蘿蔔，連續服用。

功　效：對小孩便秘療效顯著。

養生小語：白蘿蔔味甘、性涼，陰盛偏寒體質者、脾胃虛寒者不宜多食。蘿蔔主瀉、胡蘿蔔為補，兩者最好不要同時食用。若要一起吃應加醋來調和，以利於營養吸收。

2、虛弱便秘的藥膳食療

小孩虛弱便秘指的是，小孩身體虛弱或者大病之後引起的便秘。表現為大便先乾後稀，艱澀難解，食慾不振，腹部脹滿，疲倦乏力，臉色發黃。

麥片牛奶

材　料：麥片30克，鮮奶150毫升。

做　　法：麥片放進杯裡，加入牛奶拌勻服用。

用法用量：連續服用五到七天。

功　　效：有效治療小孩便秘。

養生小語：藥品不宜用牛奶送服，食用牛奶及其製品，應與服藥時間相隔一個半小時為宜。

海參木耳紅薯湯

材　　料：海參20克，黑木耳30克，紅薯50～100克，白糖適量。

做　　法：①將黑木耳溫開水泡發洗淨，紅薯洗淨後去皮切成小塊。

②將上述材料一起放入鍋內煮熟，加入白糖調味。

用法用量：吃紅薯海參和黑木耳，喝湯，一次服完，每次服用一兩劑，連續服用數天，2歲以下小孩減半。

功　　效：對於治療小孩便秘有療效。

養生小語：乾木耳烹調前宜用溫水泡發，泡發後仍然緊縮在一起的部分不宜吃。鮮木耳含有毒素不可食用。

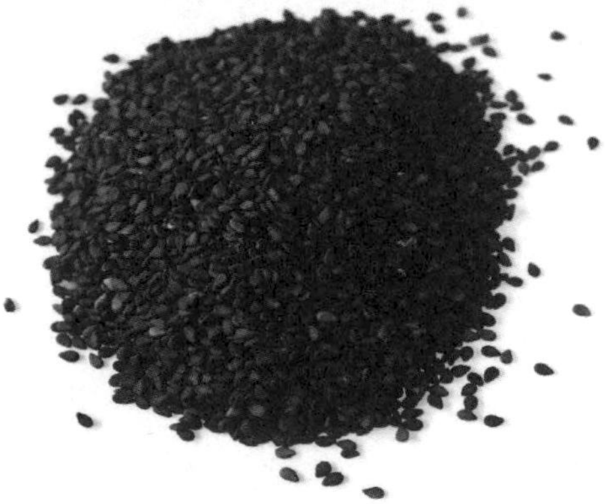

黑芝麻

黑芝麻紅棗糊

材　料：黑芝麻30～50克，紅棗10顆。

做　法：①黑芝麻鍋內炒脆研成碎末。

②紅棗去核，與黑芝麻粉一起搗爛攪勻。

用法用量：溫開水送服，每天吃一兩劑，連續服用七天到十天。

功　效：對於小孩便秘療效明顯。

養生小語：黑芝麻味甘、性平，補肝腎，益精血，潤腸燥。患有慢性腸炎、便溏腹瀉者忌食。

烹飪指導：芝麻仁外面有一層稍硬的膜，把它碾碎才能使人體吸收到營養，所以整粒的芝麻應加工後再吃。

首烏紅棗粥

材　料：粳米50～100克，何首烏18克，紅棗5顆，冰糖適量。

做　法：①何首烏加適量水煎汁去渣。

②將紅棗和粳米放入汁液中煮粥，加入冰糖調和。

用法用量：一兩次吃完，每天服用一劑，連續服用七天到十

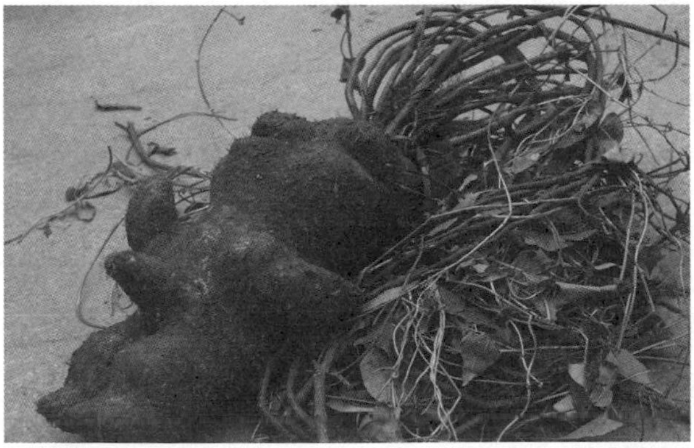

人形何首烏

天。

功　效：對於小孩便秘療效顯著。

養生小語：何首烏味苦、甘、澀，性溫。潤腸宜生用，鮮何首烏潤腸之功效較生首烏更佳。

海參槐花大腸湯

材　料：豬大腸15公分，海參12克，槐花18克，麻油食鹽和蔥薑適量。

做　法：①豬大腸洗淨，塞入海參和槐花，將大腸兩頭用乾淨絲線紮緊煮至爛熟。

②根據小孩口味加入麻油食鹽和蔥薑等調味。

用法用量：喝湯吃肉，每天或者隔日一劑，連續服用五次到七次，2歲以下小孩只宜喝湯。

功　效：有效治療小孩便秘。

養生小語：豬腸性味甘平微寒，《本草綱目》云：「潤腸治燥，調血痢臟毒。」湯中槐花性味苦微寒，有清熱、涼血、止血之功效。

溫馨提醒：

便秘者的日常飲食護理：

1、不要吃鈣質食品和蛋白質食品。鈣質和蛋白質食品如果攝取過多，會使大便更加乾燥更加難以排出。所以，要在維持身體營養的情況下少吃這些食品。含有大量的蛋白質或鈣質的食品若攝取過多，會使大便呈鹼性，乾燥而量少，難以排出。

2、不要吃過於精細的食品，比如肉蛋奶食品，要多吃粗糧和粗纖維的蔬菜食品，要注意多飲水。

3、不要進食辛辣溫熱和引起興奮的食品，這些食品能引起大便乾燥，不宜食用；尤其是濃茶具有收斂作用，會使得腸道分泌減弱，加重便秘症狀。

4、養成定時排便的習慣。無論有沒有便意，只要環境允許，都要在固定的時間去廁所大便。養成固定大便的習慣，對於治癒便秘很有幫助。

5、便秘的老年患者，要多吃富含植物纖維的蔬菜和水果。蔬菜中以茭白筍、韭菜、菠菜、芹菜、絲瓜、藕等含纖維素多，水果中以柿子、葡萄、杏子、鴨梨、蘋果、香蕉、蕃茄等含纖維素多。

6、注意鍛鍊身體，多做腹部按摩，避免使用藥力強勁的瀉藥，也不要交替使用瀉藥。用藥要遵醫囑。

7、遠離菸酒，不要多吃糖。乾豆類、洋蔥、馬鈴薯、白薯等食品能引起脹氣，加重便秘症狀，也不要多吃。

8、便秘者忌食的食品有：蓮子、栗子、芡實高粱、豇豆、大蒜、辣椒、茴香、花椒、白豆蔻、草豆蔻、肉桂、炒蠶豆、炒花生、炒黃豆、爆玉米花、咖啡、濃茶、生薑、韭菜、羊肉、雞肉、香菜、芹菜、皮蛋、動物軟骨、蝦皮、乳類、海帶、乳製品、瘦肉類、魚類、蛋黃、鹹蛋、豆類、紫菜等。

第七節 胃痛的食療方法

凡以胃脘部位經常發生痛痛為主的病症，都稱為胃痛。飲食習慣不良、常吃寒涼食品、脾胃虛弱以及生活節奏快、精神壓力大等，都會誘發胃痛。治療胃痛最好的辦法是食療，並輔助於藥物。

治療胃痛比較常見的藥膳食療方法如下：

胡椒豬肚

材　料：新鮮豬肚一個或者半個，生薑3片，白胡椒15克，精鹽味精料酒各適量。

做　法：①豬肚洗淨入開水燙去腥臊，生薑洗淨去皮，白胡椒拍碎。

②將生薑、白胡椒放進豬肚內，用乾淨絲線紮緊上下口，放進砂鍋煲湯。

③中火煲一個半小時後調味。

用法用量：隨量飲湯食豬肚。

功　效：對於虛寒引起的胃痛療效顯著。

養生小語：豬肚含有蛋白質、脂肪、碳水化合物、維生素及鈣、磷、鐵等，具有補虛損、健脾胃的功效，適用於氣血虛損、身體瘦弱者食用。

佛仁肉煲

材　料：新鮮豬肉250克，新鮮佛手30克（乾佛手15克），砂仁5克，食鹽麻油味精適量。

做　法：①將佛手切片，與瘦豬肉一同放進砂鍋內。

②用中火煲湯一小時，然後放進砂仁，5分鐘後起鍋調味。

用法用量：隨量吃肉喝湯。

功　效：適用於肝氣反胃引起的胃痛。

養生小語：用鮮佛手12～15克（乾的6克），開水沖泡，代茶飲。治胃氣痛有效。

沙田柚花豬肚湯

材　料：新鮮豬肚250克，沙田柚花5克，生薑2～3片，食鹽適量。

做　法：①沙田柚花洗淨，稍浸泡。

②豬肚剔去臟雜，用生粉或食鹽反覆洗淨，再用水洗淨，切為條狀。

③一起與生薑放進瓦煲內，加入清水2500毫升。

④武火煲沸後改為文火煲3個小時，調入適量的食鹽和醬油便可。

用法用量：吃豬肚喝湯。

功　效：對於肝胃氣痛有明顯療效。

養生小語：沙田柚花為每年柚樹開花時的花蕾，採收曬乾。其性溫味甘，能行氣、止痛、祛痰。

茵陳豬肉煲

材　　料： 豬肉200克，土茵陳12克，救必應15克。

做　　法： 豬肉洗淨切塊，連同土茵陳和救必應一同用中火煲湯約一個小時，下鍋調味。

用法用量： 隨量吃肉喝湯。

功　　效： 適合濕熱胃痛患者服用。

養生小語： 救必應性味苦、寒，可用於胃痛、腹痛、腎絞痛等。

陳皮鯉魚

材　　料： 中等大小的鯉魚1條，胡椒3克，陳皮10克，生薑30克，食鹽味精適量。

做　　法： ①將鯉魚刮鱗去內臟後洗淨。

②陳皮、胡椒和生薑用乾淨的紗布包好，放入鯉魚肚中。

③小火煨熟，加入味精、食鹽調味即可食用。

用法用量： 隨量吃魚喝湯。

功　　效： 具有溫中散寒，理氣止痛的作用，適用於胃痛患者。

養生小語： 鯉魚的脂肪多為不飽和脂肪酸，能很好的降低膽固醇，可以防治動脈硬化、冠心病，因此，多吃魚可以健康長壽。

木耳炒肉片

材　料：乾木耳15克，瘦豬肉60克，食鹽適量。

做　法：①將黑木耳乾品15克用溫水發好、洗淨。②瘦豬肉60克切片放入油鍋中炒兩分鐘後，加入發好的黑木耳同炒。③加食鹽適量，高湯少許，燜燒5分鐘即可服食。

用法用量：每週三次，佐餐食用。

功　效：適合因為情志不暢所致的胃痛。

養生小語：黑木耳益胃滋腎、調理中氣，與瘦豬肉合用，可補益脾胃、調理中氣。

生薑鯽魚湯

材　料：生薑30克、陳皮10克、胡椒3克、鯽魚1條。

做　法：①將魚去鱗，剖肚去內臟。②生薑、陳皮、胡椒用紗布包好，放入魚肚中。③加清水適量煨熟，入鹽、味精等調味。

用法用量：食魚喝湯，佐餐食用。

功　效：溫中散寒，理氣止痛；適用於虛寒性胃痛。

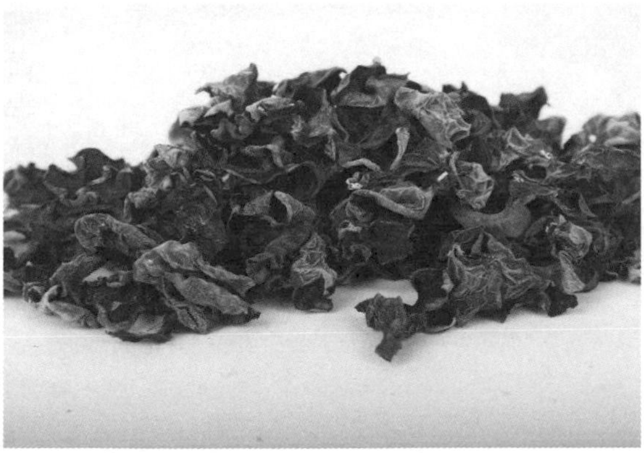

木耳

養生小語：鯽魚湯不但味香湯鮮，而且具有較強的滋補作用，適宜脾胃虛弱，飲食不香之人食用；也適宜小孩麻疹初期，或麻疹透發不快者食用。

陳皮山楂汁

材　料：陳皮6克，山楂肉10克，紅糖30克。

做　法：①山楂肉用開水煎炸15分鐘。

②放入陳皮，煮到山楂肉快要熟的時候起鍋熄火。

③濾渣取汁放入紅糖攪拌均勻即可食用。

用法用量：趁熱隨量服用。

功　效：有溫胃消食止痛的作用。

養生小語：山楂助消化只是促進消化液分泌，並不是透過健脾胃的功能來消化食物的，所以平素脾胃虛弱者不宜食用。

烹飪指導：山楂用水煮一下可以去掉一些酸味，如果還覺得酸，可以適量加一點兒糖。

仙人掌豬肚湯

材　料：豬肚一個，仙人掌30～60克。

做　法：①豬肚洗淨，入沸水汆去腥臊血污。
②將仙人掌裝入豬肚內文火燉至熟爛。

用法用量：隨量吃肉喝湯。

功　效：具有行氣活血和健脾益胃的功效。對於長年不癒的胃痛有良好的治療效果。

養生小語：仙人掌味苦、性涼，有清熱解毒，散瘀消腫，健胃止痛之功效。食用仙人掌的嫩莖可以當作蔬菜食用，果實則是一種口感清甜的水果，老莖還可加工成具有除血脂、降膽固醇等作用的保健品、藥品。

牛奶甜薑汁

材　料：牛奶150毫升，薑汁1湯匙，白糖適量。

做　法：一起攪勻，隔水燉煮即可服用。

用法用量：每天服用兩次，每次一劑。

功　效：具有溫中散寒，緩急止痛的功效，對於胃痛、噯氣泛酸等症狀有明顯的治療效果。

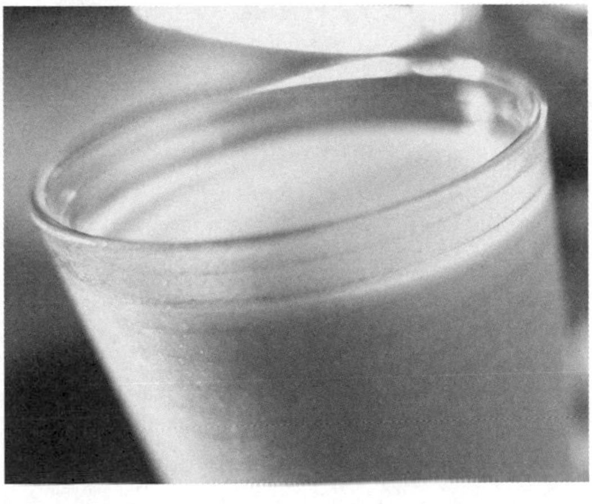

牛奶

養生小語：牛奶加蜂蜜是非常好的搭配，有治療貧血和緩解痛經的作用。

烹飪指導：科學的煮奶方法是用旺火煮奶，奶將要開時馬上離火，然後再加熱，如此反覆3～4次，既能保持牛奶的養分，又能有效地殺死奶中的細菌。

溫馨提醒：

胃痛的飲食原則：

1、少吃油膩、油炸和高脂肪的食品。

2、遠離辛辣食物。

3、注意少喝咖啡，少吃巧克力。

4、戒菸戒酒，少喝汽水。

5、對於柳橙和檸檬等味道較酸的水果，要謹慎服用，根據自己的胃部承受能力取捨。

第八節 急性胃炎和慢性胃炎的藥膳調理

一、急性胃炎的藥膳調理

我們把胃黏膜的急性炎症，稱之為急性胃炎，主要表現為胃部黏膜水腫充血及黏膜點狀出血等。進食過冷或者過熱、飲酒過量以及喝過多的咖啡，都會引起急性胃炎。

以下的藥膳方法可以有效治療急性胃炎：

桂苓粥

材　料：粳米50克，桂花心和茯苓各2克。

做　法：①粳米淘洗乾淨待用。

②桂花心和茯苓一同放入鍋內，加清水適量。

③武火燒開後，再用慢火煮20分鐘，濾去渣子留下藥汁。

④將粳米和藥汁倒入鍋內，加清水適量。

⑤大火煮沸後改用小火熬煮，米爛成粥即可食用。

用法用量：每日早晚餐服用即可。

功　　效：適合急性胃炎患者服用，效果良好。
養生小語：茯苓能化解黑斑疤痕，與蜂蜜搭配抹臉，既能營養肌膚又能淡化色素。

糖藕粥

材　　料：粳米100克淘洗乾淨，鮮藕和紅糖各適量。
做　　法：①鮮藕清洗乾淨後切成薄片，將藕片和紅糖以及粳米一同放入鍋內。
②加適量清水，用旺火煮沸，轉用小火熬煮至米爛成粥。
用法用量：每天早餐晚餐服用兩次。
功　　效：對於急性胃炎有很好療效。
養生小語：秋季鮮藕最好煮熟了再吃，因為有些藕寄生著薑片蟲，很容易引起薑片蟲病。

橙子蜜汁

材　　料：橙子1顆，蜂蜜50克。
做　　法：①橙子用清水浸泡溶解其酸味，帶皮切成四瓣。
②將切好的橙子和蜂蜜一同放入鍋內，加清水適量。
③旺火煮沸轉用小火煮20分鐘到25分鐘，取出渣子留汁。
用法用量：代茶隨量飲用。

功　效：對於急性胃炎療效顯著。

養生小語：橙子所含的抗氧化物質很高，包括60多種黃酮類和17種類胡蘿蔔素，常吃可防癌。

枸杞藕粉羹

材　料：藕粉50克，枸杞25克。

做　法：用適量清水將藕粉調勻，用小火煮沸後，加入枸杞，燒沸即可食用。

用法用量：每天服用兩次。

功　效：對於急性胃炎有很好的療效。

養生小語：任何滋補品都不要過量食用，枸杞也不例外。一般來說，健康的成年人每天吃20克左右的枸杞比較合適；如果想發揮治療的效果，每天最好吃30克左右。

橘皮粥

材　料：新鮮橘皮25克，粳米50克。

做　法：橘皮清水浸泡，用瓜果清洗劑清洗乾淨並切塊，入鍋加適量清水，放入粳米一同煮熬。

用法用量：每天早餐服用一次。

功　效：適合急性胃炎患者服用。

養生小語：橘子皮具有理氣化痰、健胃除濕、降低血壓等功能，是一種很好的中藥材。可將其洗淨曬乾後，浸於白酒中，2～3週後即可飲用，能清肺化痰。

鮮桃蜜汁

材　料：新鮮桃子1個，蜂蜜20克。

做　法：桃子洗淨去皮去核，榨汁濾渣，加入適量溫開水和蜂蜜即可服用。

用法用量：每天服用一到兩次，每次100毫升。

功　效：對於急性胃炎療效顯著。

養生小語：如果桃子是從樹上剛摘下來的，最好要放半天再吃，等它暑氣散去再吃比較好。沒有完全成熟的桃子最好不要吃，吃了會引起腹脹或腹瀉。

溫馨提醒：

急性胃炎的日常飲食護理：

1、飲食要注意衛生，不吃過冷或過熱食品，多吃易於消化的食品，細嚼慢嚥，不暴飲暴食，遠離對胃有刺激性的藥物。症狀發作時，應以鹹食為主。

2、嘔吐頻繁或者腹痛嚴重的患者，要臥床休息，暫時禁食。可以飲用糖鹽水，來補充人體的水分和鈉鹽。

3、如果腹痛劇烈，也要暫時停止喝水，以便讓腸胃徹底休息。等到症狀好轉時，可以酌情進食。

4、遠離辛辣刺激的食品，比如辣椒、蔥薑蒜和食醋、花椒等，對於濃茶、可可和咖啡等興奮性食品或飲料也要謹慎食用；飲食應以清淡為主，少吃油膩食品。

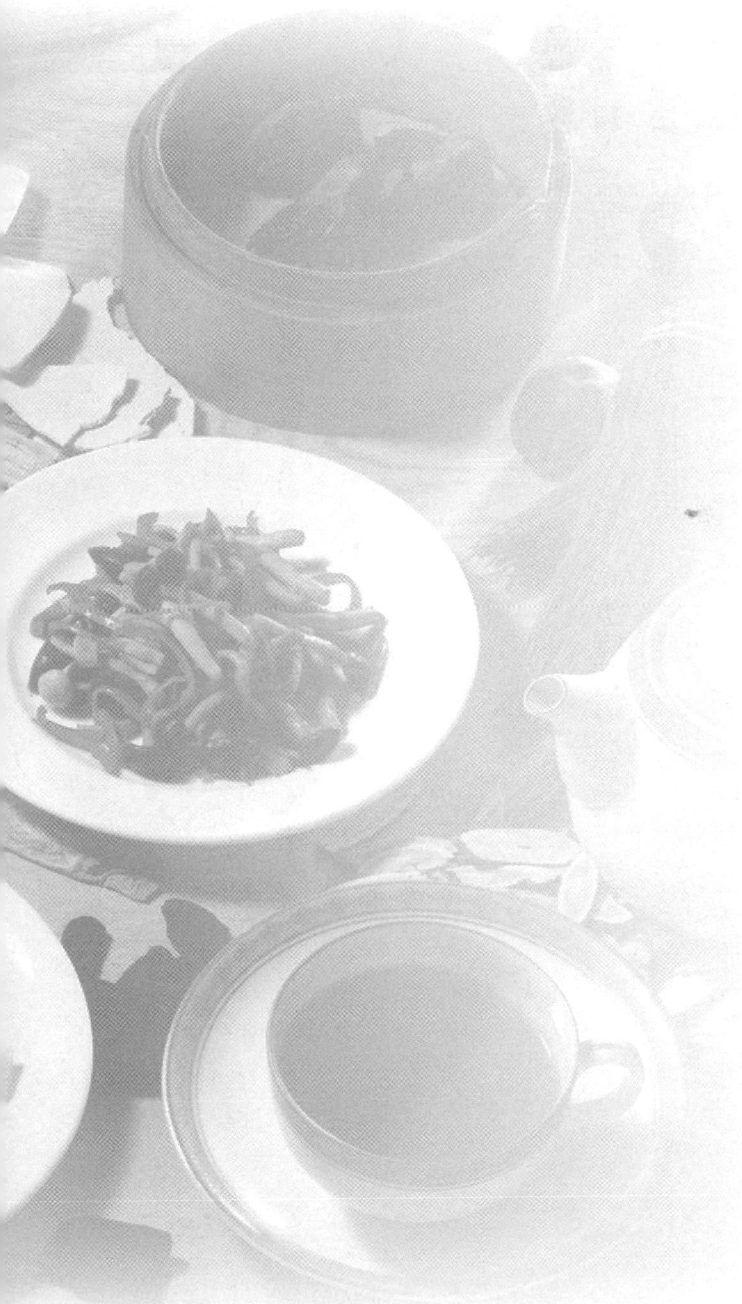

二、慢性胃炎的藥膳調理

慢性胃炎是一種常見病，發病率居於各種胃病之首。常見症狀為胃脘脹滿、反酸、噁心嘔吐、痛痛、燒心暖氣、呃逆及消化不良等。飲食不節和情緒失調，都有可能引發慢性胃炎。

對於慢性胃炎有以下幾種食療方法：

魚肚瘦肉羹

材　料：瘦豬肉200克，魚肚100克。食鹽味精麻油等調味適量。

做　法：①豬肉清洗乾淨切塊備用。

②魚肚洗淨，和豬肉一起隔水燉爛，加入調味料，一次吃完。

用法用量：隨量食用。

功　效：具有補虛止痛的功效。能強健身體增強食慾，對於慢性胃炎有良好療效。

養生小語：魚肚味厚滋膩，胃呆痰多、舌苔厚膩者忌食；感冒患者忌食；食慾不振和痰濕盛者忌用。

烹飪指導：魚肚在食用前，必須提前泡發，切忌與煮蝦、蟹的水接觸，以免沾染異味並使魚肚泄掉。

肉桂白芷雞

材　料：中等大小的公雞1隻，中等大小的淮山1塊，薑、肉桂、花椒、木香、砂仁、白芷和玉果各3克，蔥、醬油、鹽各適量。

做　法：①將公雞去毛及內臟，清洗乾淨切塊後，用開水汆去血污。
②淮山洗淨刮皮切塊，剩下的七種材料裝入乾淨的紗袋中紮緊，一起放進砂鍋中。
③加蔥、醬油、鹽少許和適量水，用小火慢燉，肉爛後取出紗袋即可食用。

用法用量：吃肉飲湯，一天吃兩次。

功　效：具有補脾祛寒，理氣止痛的功效，對於慢性胃炎療效顯著。

養生小語：烹飪雞肉時，黑色的營養色素會從雞骨頭中滲出，這是因為其中含鐵，可以安全食用。

佛手肉湯

材　料：瘦豬肉50克，佛手片12克。

做　法：豬肉清洗乾淨切片，同佛手片一起煮湯飲用。

用法用量：吃肉喝湯隨量食用。

功　效：適合肝鬱氣滯型慢性胃炎患者。

養生小語：食用豬肉後不宜大量飲茶，因為茶葉的鞣酸會與蛋白質合成具有收斂性的鞣酸蛋白質，使腸蠕動減慢，延長糞便在腸道中的滯留時間，不但易造成便秘，而且還增加了有毒物質和致癌物質的吸收，影響健康。

桔根豬肚

材　料：新鮮豬肚1個，金橘根30克。

做　法：①豬肚清洗乾淨切碎，金桔根切碎，連同豬肚一起放入砂鍋中。

②加水1000毫升，文火將砂鍋中的水燉至350毫升左右。

用法用量：隨量吃豬肚喝湯。

功　效：適合肝鬱氣滯型慢性胃炎患者服用。

養生小語：金桔根性味酸苦、溫，含揮發油等。功能行氣，散結，止痛。氣虛火旺者慎服。

黨參米粥

材　料：粳米50克，黨參25克。

做　法：①粳米淘洗乾淨，黨參切碎。

②將粳米和黨參用鐵鍋炒至微黃，放進砂鍋中加清水1000毫升。

③用小火將湯液燉至350毫升後即可食用。

用法用量：可分次隨量食用。

功　　效：對於脾胃虛寒型慢性胃炎有療效。

養生小語：黨參性平，不溫不燥，作用平和，實症、熱症禁服；正虛邪實症，不宜單獨應用。

玫瑰燉鯉魚

材　　料：中等大小的鮮鯉魚1條，紅豆500克，玫瑰花15克。

做　　法：①將鯉魚和紅豆、玫瑰花一起放進砂鍋。

②魚肉燉爛後，去掉玫瑰花，放入調味即可。

用法用量：隨量吃肉吃豆喝湯。

功　　效：適合瘀血停滯型慢性胃炎患者。

養生小語：玫瑰花性溫、味甘微苦，治療肝胃氣痛，可以取乾玫瑰花適量，沖湯代茶飲。

烹飪指導：玫瑰花入藥以氣味芳香濃郁、朵大、瓣厚、色紫，鮮豔者為佳。

黃耆牛肉湯

材　　料：牛肉500克，黨參和黃精各15克，黃耆30克，食鹽、蔥、薑和糖適量。

做　　法：①牛肉洗淨放入沸水中汆去血污再切成塊。

②藥材用乾淨紗布包好紮口，連同牛肉一起入鍋。

③加水煮沸，用小火將牛肉燜熟（不可過於軟爛）。

用法用量：④將藥袋去除，放食鹽、蔥、薑和糖調味即可。隨量吃肉喝湯。

功　　效：對於慢性胃炎患者很有療效。

養生小語：在牛肉的眾多做法中，清燉牛肉能較好地保存營養成分。

烹飪指導：烹飪時放一個山楂、一塊橘皮或一點茶葉，牛肉易爛。

牛奶鵪鶉蛋

材　　料：牛奶半斤，鵪鶉蛋一個。

做　　法：牛奶用旺火煮開後，打入鵪鶉蛋煮成荷包蛋食用。

用法用量：連續服用半年。

功　　效：具有和胃補虛的功效，適用於慢性胃炎。

養生小語：鵪鶉蛋是冬令理想的滋補食品，腦血管病人不宜多食鵪鶉蛋。

參竹鴨湯

材　　料：中等大小的老鴨子1隻，北沙參、玉竹各50克，食鹽適量。

做　　法：①鴨子去毛去內臟，清洗乾淨後用開水汆去血污。
②放入北沙參、玉竹一起煮湯，加入適量食鹽調味即可食用。

用法用量：隨量食用。

功　效：滋陰清補、適合慢性胃炎患者。

養生小語：鴨肉中含有較為豐富的菸酸，它是構成人體內兩種重要輔酶的成分之一，對心肌梗死等心臟疾病患者有保護作用。

溫馨提醒：

急、慢性胃炎患者不宜進食的食品：

蓧麥、炒糯米、稷米、綠豆、水芹、韭菜（胃熱患者不宜食用）、刀豆（胃熱患者不宜食用）、黃瓜、絲瓜、葫蘆、瓠子、蘑菇、香蕈、蛙肉、雞肉（胃熱患者禁忌食用）、蟹、牡蠣、蟶肉、牛奶（逆流性胃炎、食道炎患者禁忌食用）、酥油、梨、柚、香蕉（萎縮性胃炎患者不宜多食久食）、西瓜、柿子、果子露（體虛胃弱者不宜多飲）、大蔥（胃熱內盛者不宜食用）、良薑（慢性胃炎屬脾胃虛寒者不宜食用）、胡椒、肉桂、丁香（急性胃炎不宜多食）、小茴香（急性胃炎患者不宜食用）、蓽茇（素體陰虛及有內熱者禁忌食用）、生花生（易引起消化不良）。

第九節 胃寒的食療方法

俗話說，「十胃九寒」，主要病因是飲食習慣不良，如飲食不節制、經常吃冷飲或冰冷的食物引起。要治療胃寒，應該盡量多吃溫熱性的食品。

常用的藥膳食療方法如下：

二皮參雞湯

材　料：中等大小的公雞1隻，黨參20克，陳皮和桂皮各3克，蘋果2克，乾薑6克，胡椒10粒。

做　法：公雞去毛去內臟清洗乾淨後，倒入沸水汆去血污，和上述藥材一同煮燉。

用法用量：隨量吃肉喝湯。

功　效：對於脾胃虛弱以及胃寒痛痛有療效。

養生小語：夏季要以清補為主，如果食用烏雞、老母雞湯這樣溫補的湯，就會適得其反了，應該選擇鴨湯或鴿子湯。

棗薑豆

材　料： 紅棗和黑豆各1000克，薑片500克。

做　法： 上述材料洗淨後一起放入水中煮熟。

用法用量： 每頓飯溫熱佐餐，吃紅棗五六個，薑數片和黑豆一撮，可以連續吃數月。

功　效： 能有效治療胃寒症狀。

養生小語： 常食黑豆，可以提供食物中粗纖維，促進消化，防止便秘發生。

桂皮山楂汁

材　料： 紅糖30克，桂皮6克。山楂肉10克。

做　法： ①山楂肉用開水煎炸15分鐘，放入桂皮。

②煮到山楂肉快要熟的時候起鍋熄火，濾渣取汁，入紅糖攪拌均勻即可。

用法用量： 趁熱隨量飲用。

功　效： 有溫胃消食止痛的作用。

養生小語： 市場上的山楂小食品含糖很多，應少吃，盡量食用鮮果。

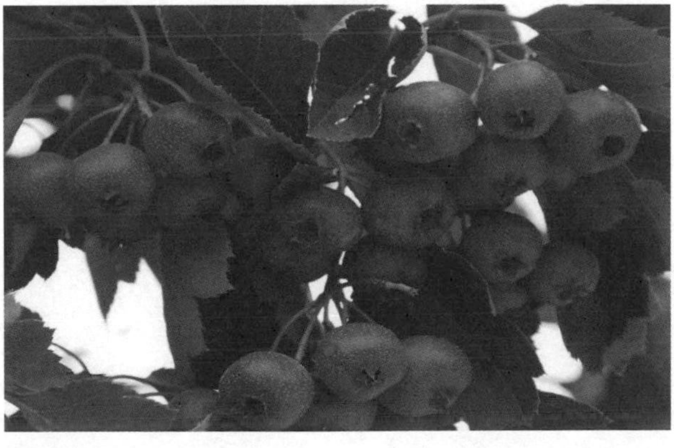

山楂

白糖醃鮮薑

材　料：鮮薑和白糖各500克。

做　法：鮮薑洗淨後切成碎末，和白糖醃在一起。

用法用量：每頓飯前吃一次，每次吃一小勺；此法如果堅持一星期都可以見效，如沒有徹底治好，可以一直吃下去，直到症狀消失。

功　效：治療胃寒。

養生小語：吃食物時，不要蘸著生白糖吃。正確的吃法是先高溫加熱三～五分鐘後再進食。

陳皮胡椒魚

材　料：中等大小的鯽魚1條，胡椒3克，陳皮10克，生薑30克，味精食鹽適量。

做　法：①鯽魚刮鱗去內臟後洗淨備用。

②陳皮、胡椒和生薑用乾淨的紗布包好，放入鯽魚肚中。

③小火煨熟，加入味精、食鹽調味即可食用。

用法用量：隨量吃魚喝湯。

功　效：具有溫中散寒，理氣止痛的作用，適用於胃痛患者。

養生小語：用陳皮和鯽魚煮湯，有溫中散寒、補脾開胃的功效。適宜胃寒腹痛、食慾不振、消化不良、虛弱無力等症。

薑椒豬肚湯

材　　料：新鮮豬肚1個或者半個，生薑3片，白胡椒15克。

做　　法：①豬肚洗淨，生薑去皮，白胡椒拍碎。
②將生薑和白胡椒與適量清水一同放進豬肚內，用乾淨絲線紮緊豬肚上下口。
③將豬肚放進砂鍋湯煲，中火煲一個半小時後調味。

用法用量：隨量飲湯食豬肚。

功　　效：對於虛寒引起的胃痛療效顯著。

養生小語：生薑搗汁，用開水沖服，能有效治療胃寒嘔吐。

溫馨提醒：

1、胃寒者不宜食用的食品有：奇異果、甘蔗、蕁菜、西瓜、茭白筍、蚌肉、麥門冬、螺螄、蟹、柿子、香蕉、苦瓜、梨、荸薺、甜瓜、綠豆、柿餅、生蕃茄、竹筍、瓠子、生菜瓜、海帶、生萵苣、生蘿蔔、生藕、生黃瓜、生地瓜、金銀花、菊花、薄荷、鴨蛋、蛤蜊、蕹菜、蕺菜、地耳、豆腐、馬蘭頭、冷茶以及各種冷飲、冰鎮食品，性涼生冷的食品會使胃寒痛痛加劇。

2、胃寒者應多吃溫熱性的食品，以便暖胃驅寒，比如豬肚、老薑、紅棗，如胡椒、黑豆、栗子、南瓜、龍眼肉、糯米、香菜、蔥等。

第十節 胃酸過多和胃酸過少的食療方法

人體胃部消化和吸收食物需要一定量的胃酸，但是胃酸過多，會造成胃及十二指腸的損害，甚至燒破黏膜和肌肉。胃酸過多的人如果進食較酸食物，食物中的酸性會刺激胃酸分泌，進而滲透到胃黏膜的破損部位，使腸胃受到刺激發生痛痛。而胃液分泌不足卻會導致胃酸過少，致使胃部無力負擔防腐制酵和消化食物的功能，容易導致消化不良等腸胃疾病。

一、胃酸過多的藥膳食療方法

龍眼地黃雞

材　料：生地黃250克、紅棗5個、龍眼肉30克、飴糖150克、母雞1隻。

做　法：①將雞宰殺後去毛和內臟，洗淨血水，放入沸水鍋中，煮3分鐘撈起。

②將生地黃洗淨後，切成小塊。

③將龍眼肉撕碎，與生地黃混合均勻，摻入飴糖調理後，一起塞入雞腹內。

④將雞腹部向下放入蒸碗中，紅棗去核洗淨，放在雞身上，用武火蒸2小時即可。

用法用量：每日一次，既可佐餐，又可單食。每次吃雞肉50克為宜。

功　　效：對於胃酸過多，身重乏力，食少，噁心嘔吐患者食用尤佳。

養生小語：飴糖性溫，味甘。補虛損，健脾胃，潤肺止咳。患有慢性牙病牙痛之人忌食。

連草參肉餛飩

材　　料：瘦豬肉半斤，黨參20克，素油50克，黃連和甘草各5克，紅棗、生薑、乾薑各10克，製半夏15克，麵粉500克，鹽6克，豆粉適量。

做　　法：①生薑、紅棗和其他藥材一起放入鍋中旺火燒開，用慢火煎煮15分鐘後濾渣留汁。
②豬肉剁成泥；乾薑切末，素油煉熟，用素油把豆粉、薑末和豬肉泥拌成餡待用。
③麵粉用熬好的藥汁揉成麵糰，擀成薄皮包成餛飩，煮熟即成。

用法用量：每天吃一次，每次吃100克。

功　　效：適用於打嗝、胃脹和胃酸過多的症狀。

養生小語：乾薑與生薑的藥性有比較大的差異。煎藥時，應先辨證，如用於止嘔、解熱、解毒，應放生薑；如用於溫中回陽，則應放乾薑。兩者不可混用。

草連雞肉湯

材　　料：紅棗、生薑、料酒、乾薑和製半夏各10克，甘草和黃連各5克，雞肉500克，黨參和蔥各15克，鹽各6克，胡椒粉3克。

做　法：①將紅棗、生薑、乾薑、製半夏、甘草、黃連和黨參洗淨放入乾淨的布袋內紮口。

②蔥切成段，雞肉洗淨，切成4公分的塊。

③將以上材料一同放入鍋內，加料酒、胡椒粉和清水適量。

④旺火煮沸後，用文火燉40分鐘，加入鹽攪拌均勻即可食用。

用法用量：吃肉喝湯，每天吃一次，每次吃雞肉50克。

功　效：具有健脾胃和益氣血的作用，能有效抑制胃酸過多。

養生小語：雞湯特別是老母雞湯向來以美味著稱，「補虛」的功效也為人所知曉。雞湯還可以發揮緩解感冒症狀，提高人體的免疫功能的作用。

夏草鯉魚頭

材　料：中等大小的魚頭一個去腮，人參、旋覆花和代赭石各15克，半夏和生薑各10克，製甘草5克，紅棗3顆，味精、胡椒粉、料酒適量。

做　法：①將前七味藥材清洗乾淨，用乾淨紗布包好紮口。

②放入鍋內旺火煮沸，再用慢火煎煮20分鐘，濾渣留汁待用。

③魚頭切成大塊入鍋，加上藥液料酒和胡椒粉。

④旺火開過後再用小火燉20分鐘，加入味精調味即可食用。

用法用量：每天吃一次，每次吃魚頭50克，喝湯。

功　效：具有健脾胃，補氣益血的功效。能有效治療胃酸過多。

養生小語：鯉魚各部位均可入藥，鯉魚皮可治療魚梗；鯉魚血可治療口眼歪斜；鯉魚湯可治療小孩身瘡。

蓯蓉羊骨湯

材　料：羊脊骨1具，瘦羊肉500克，胡桃肉2個，白米100克，菟絲子10克，肉蓯蓉20克，懷淮山50克，生薑20克，蔥白3根，八角3克。

做　法：①將羊脊骨砍成數節，和羊肉洗淨後入沸水汆去血污腥臊，再用清水洗淨。
②蔥白切段拍碎，白米淘洗乾淨，生薑拍碎。
③把懷淮山、肉蓯蓉、菟絲子、胡桃肉一起放入紗布中包好。
④將羊肉切條，與羊骨塊和上述材料一起放入大鍋中煮燉。
⑤旺火煮沸後放入料酒適量，再用文火繼續燉至羊骨熟爛。
⑥用胡椒和食鹽調味即可食用。

用法用量：吃肉喝湯，每次吃羊肉50克，每天一次。

功　效：暖脾胃，益中氣，對腰膝無力和胃酸過多有顯著療效。

養生小語：「藥補不如食補，美食莫若美湯。」美湯之中，又以骨湯為魁。骨湯因其營養豐富，湯質爽口，養胃補脾，健身怡情而聞名。

冰糖蓮子

材　料：冰糖150克、乾蓮子300克、鹼12克、碗口大的豬網油1張、棉紙1張。

做　法：①在鋁鍋內注入熱水，加入鹼置中火上，並放入蓮子，待蓮衣脫盡後，迅速離火。

②用溫水將蓮子沖洗乾淨，切去兩頭，用牙籤捅出蓮心。

③將蓮子放入蒸盆內，加清水適量，上籠用武火蒸1小時取出。

④在碗舖上豬網油，將蓮子整齊地排在網油上。

⑤冰糖搗碎，撒在上面，用綿紙封口，再入籠蒸爛蓮子。

⑥倒出蓮子加蜂蜜，蘸上汁即成。

用法用量：可佐餐也可單食，每日一次，每次吃蓮子50克。

功　效：對胃酸多、心煩失眠患者尤為有效。

養生小語：蓮子心苦、寒、無毒，清心火，溝通心腎，治熱渴心煩、吐血、心熱淋濁、失眠等症，便溏者慎用之。

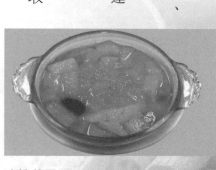

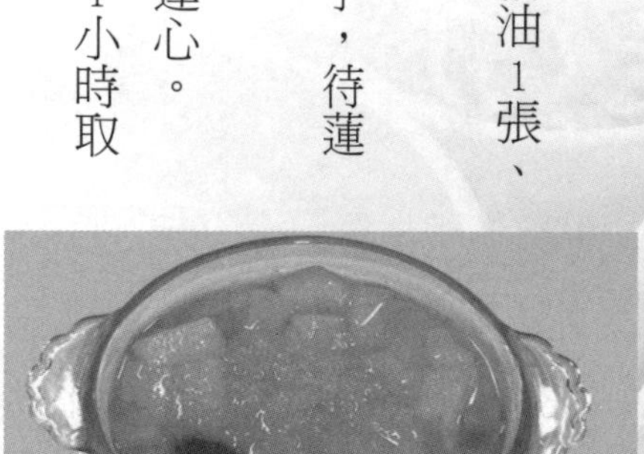

冰糖蓮子

溫馨提醒：

1、鹼性食品能有效中和胃酸，所以胃酸過多者宜食含鹼成分的食物。常見的鹼性食品有：香菇、胡蘿蔔、海帶、綠豆、香蕉、西瓜、草莓、蕃茄、胡瓜、蕪、馬鈴薯、高麗菜、蘆荀、莢豌豆、菇類南瓜、蓮藕、蘿蔔漬、豆腐、蘋果、芹菜、竹筍、梨子、菠蘿、櫻桃、桃子、蘿蔔、無花果、菠菜、柑桔、葡萄、芋頭、葡萄乾、紅豆、甘藍菜、洋蔥、蘿蔔乾、黃豆、橘子、番瓜、蛋白、梅乾、檸檬、茶葉（不宜過量，最好在早上喝）、葡萄酒、海帶芽等。牛奶雖然也屬於鹼性食品，但是因為牛奶富含高蛋白，會刺激胃部增加胃部酸液的分泌，所以，胃酸過多者也不宜多吃。

2、胃酸過多者不宜食用酸性食品。富含動物蛋白和高脂肪食品都屬於酸性食品，比如豬肉、羊肉、牛肉、雞肉、魚肉等。除此之外，還有蛋黃、柿子、白米、花生、啤酒、油炸豆腐、海苔、文蛤、章魚、泥鰍等都屬於酸性食品。

二、胃酸過少的藥膳食療方法

馬齒莧粥

材　料： 乾馬齒莧30克（新鮮馬齒莧加倍），粳米60克，白糖20克。

做　法： ①乾馬齒莧清水浸泡洗淨切段。
②粳米放入鍋內加適量清水，旺火煮沸後改用小火慢燉半個小時。
③放入馬齒莧再煮10分鐘，加入白糖攪勻即可食用。

用法用量： 每天食用一次，每次吃60克。

功　效： 具有清熱養胃和止痢的作用，能有效抑制胃酸過少。

養生小語： 馬齒莧是罕見的天然高鉀食物，進食馬齒莧可保持血鉀和細胞內的鉀處於正常水準。

粳米甜奶

材　料： 粳米60克，鮮奶250克，白糖20克。

做　法： 用適量清水將粳米煮粥，加入牛奶和白糖。

用法用量： 每天食用一次，每次吃粥60克。

功　效： 有補虛損，益五臟的作用，對胃酸過少和便秘症狀有良好療效。

養生小語： 牛奶倒進杯子、茶壺等容器，如沒有喝完，應蓋好蓋子放回冰箱，切不可倒回原來的瓶子。

甘蔗馬蹄汁

材　料：甘蔗汁一杯，馬蹄7個。

做　法：馬蹄洗淨榨汁，甘蔗汁和馬蹄汁攪勻即可服用。

用法用量：每天一次，每次一杯。

功　效：具有清熱解暑，生津止渴的功效，適用於對胃酸少、口乾舌燥好煩熱的患者服用。

養生小語：甘蔗含豐富維他命B和氨基酸，具有滋養、解熱、生津等功效。對於胃熱口苦、肺熱咳嗽、應酬頻繁、菸酒過多的人，常喝甘蔗汁很有幫助。

麥地鮮藕汁

材　料：麥冬10克，生地黃15克，鮮藕200克。

做　法：①麥冬和生地黃加水250克，旺火燒開，轉用小火慢燉20分鐘，濾渣取汁。

②鮮藕洗淨切片加水適量煎汁，大火燒開，小火慢煮半個小時即可。

③將兩種汁液混合即可飲用。

用法用量：每天喝一次，每次250克，單獨隨量飲用。

功　效：生津，潤燥，止渴，止嘔，適合於胃酸少和反胃愛吐患者服用。

養生小語：將鮮藕搗爛取汁飲服，對消除醉酒症狀有一定的作用。

第十一節 胃脹的食療方法

消化不良和胃炎等胃部疾病，以及情緒緊張和生活壓力過大，都可能引起胃脹。胃脹指的是胃脘鼓脹，表現症狀為打嗝、坐臥不安和不思飲食，同時還會出現噁心嘔吐和胃部痛痛的症狀。如果胃脹反覆發作，會誘發胃炎胃潰瘍等腸胃疾病，甚至發展成胃癌。所以，對於胃脹不能掉以輕心。

治療胃脹的常用藥膳食療方法如下：

木瓜鯇魚尾湯

材　料：番木瓜1個，鯇魚尾100克。

做　法：①木瓜削皮切塊備用。
②鯇魚尾入油煎片刻，加木瓜及生薑片少許，放適量水，共煮1小時左右即可。

用法用量：隨量食用。

功　效：滋養、消食。對食積不化、胸腹脹滿有輔助療效。

養生小語：番木瓜的木瓜蛋白酶，有助於食物的消化和吸收，對消化不良有療效。鯇魚，味甘，性溫。功能暖胃和中、消食化滯。兩者搭配有利於消除胃脹。

紫蘇梅汁

材　料：開水200毫升，紫蘇梅汁10毫升。
做　法：調和均勻即可。
用法用量：飲服，隨量。
功　效：有效排除胃脹氣。
養生小語：紫蘇汁液可供糕點、梅醬等食品染色之用，是天然健康的色素材料。

黃耆內金粥

材　料：糯米80克、生黃耆12克，生薏仁、紅豆各10克，雞內金粉7克。
做　法：①將生黃耆加水煮20分鐘，取汁。
②糯米、薏仁、紅豆洗淨煮成粥，加入雞內金粉即可。
用法用量：隨量食用。
功　效：消食和胃，用於脾虛濕滯食停所致的脘腹脹悶。
養生小語：黃耆能補氣固表，斂瘡生肌。薏仁能健脾滲濕，除痺止瀉。紅豆能利濕退黃，清熱解毒。雞內金能消食健脾，能使胃液分泌量及酸度增加，胃的運動機能增加，排空加速。糯米能補中益氣。

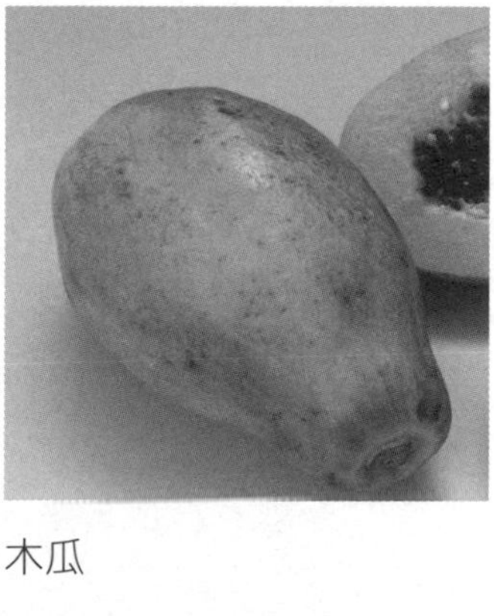

木瓜

麥芽綠茶

材　料：綠茶一包，麥芽10克。

做　法：一同加適量水煎汁，5分鐘後濾渣取汁。

用法用量：隨量飲用。

功　效：促進腸胃消化，減少胃脹。

養生小語：患有消化道潰瘍的人不宜多喝。

猴頭菇雞

材　料：一斤半大小的母雞1隻，猴頭菇100克，紅棗、黨參和黃耆各10克，蔥薑、紹興酒和澱粉各適量。

做　法：①母雞去毛去內臟去雞爪洗淨，倒入開水汆去血污後切成塊。

②猴頭菇洗淨去蒂，擠去多餘水分切片。

③雞塊放入燉盅內，加入薑片、蔥結、紹興酒、高湯。

④上放猴頭菇片和浸軟洗淨的黃耆、黨參、紅棗，用文火慢慢燉。

⑤肉熟爛後調味即成。

用法用量：隨量食用。

功　效：此藥膳具有補氣健脾養胃的作用，對於胃脹有很好療效。

養生小語：發霉爛變質的猴頭菇不可食用，以防中毒。

烹飪指導：乾猴頭菇適宜用水泡發而不宜用醋泡發，泡發時先將猴頭菇洗淨，然後放在冷水中浸泡一會兒，再加沸水入蒸籠蒸或入鍋燜煮。

金桔穀芽液

材　料：金桔或者桔餅兩三顆，炒穀芽15克，紅糖適量。

做　法：①炒穀芽在200毫升冷水中浸泡片刻，十餘分鐘後放入金桔。

②煮5分鐘後，將藥汁濾出，再加水200毫升煎汁後濾渣。

③將兩次藥汁倒在一起攪勻加入適量紅糖。

用法用量：可以當茶隨量飲用，此藥膳任何人可以食用。

功　效：具有消除胃脹氣的良好功效。

養生小語：吃金桔前後1小時不可喝牛奶，因牛奶中之蛋白質遇到金桔中之果酸會凝固，不易被腸胃消化吸收，會腹脹難過。

檳榔粥

材　料：檳榔12克，粳米60克，白糖或者食鹽適量。

做　法：①檳榔洗淨後用水煎汁，濾去藥渣。

②粳米用檳榔汁小火熬成粥，根據口味加少許白糖或者食鹽即可食用。

用法用量：一天一次隨量食用。

功　效：有效治療胃脹氣。

養生小語：檳榔屬耗氣之品，不宜久服。素體虧虛，脾胃虛弱者，不宜服用。

淮山蜂蜜煎

材　料：淮山30克，雞內金9克，蜂蜜15克。

做　法：淮山、雞內金水煎取汁，調入蜂蜜，攪勻。

用法用量：每日一劑，分兩次溫服。

功　效：健脾消食。用於脾胃虛弱，運化不健之食積不化、食慾不振等。

養生小語：淮山能健脾補肺，用於消化不良。淮山所含消化酶，能促進蛋白質和澱粉的分解，故有增進食慾的作用。蜂蜜能補中益氣，潤腸通便。三者搭配可以有效治療胃脹。

白果腐竹淮山粥

材　料：粳米60克，白果仁15克，腐竹皮1張，淮山30克。

做　法：①將粳米洗淨，白果仁用淨水浸泡片刻，淮山去皮，腐竹泡軟。

②將以上材料入鍋煮熟即可。

用法用量：隨量食用，可常食。
功　效：有效治療胃脹。
養生小語：白果仁生食有毒。

溫馨提醒：

胃脹氣的日常飲食護理：

1、因為消化不良而導致的胃脹氣，可適量服用嗜酸菌。活性炭也是抑制胃脹氣的佳品，如果感到不適，可以吃五、六粒木炭粒。木炭不要每天食用，因為木炭有較強的吸收能力，會將人體腸胃的營養物質吸走。

2、食物搭配不當容易影響胃腸消化，導致胃脹氣的產生。澱粉和蛋白質不要相互搭配食用；水果和蔬菜也不要互相搭配；蛋白質、糖分和澱粉不要混合食用；吃飯時不宜同時喝牛奶；減少乳製品的食用量。

3、容易引起胃脹氣的食品有：甘藍菜、豆類製品、洋蔥、白蘿蔔、綠花椰菜、白花椰菜、香蕉和全麥麵粉等，胃脹患者不宜食用。高纖維食品有益於身體健康，但胃脹氣患者不宜食用。

4、養成細嚼慢嚥的飲食習慣，咀嚼食品時張嘴過大或一邊吃飯一邊說話，都會引發胃脹氣。

第十二節 胃下垂的藥膳調理

傳統中醫學認為胃下垂是因為思慮傷脾，氣虛下陷所致。表現的症狀為腹部鼓脹、形體消瘦、打嗝、噁心、上腹部無規律性痛痛等。

胃下垂的飲食藥膳療法有：

耆陳豬肚湯

材　料：豬肚1個，黃耆200克，陳皮30克。

做　法：①豬肚清洗乾淨，倒入開水汆去腥臊血污。

②將陳皮和黃耆用乾淨紗布包好放入豬肚中，乾淨絲線紮緊。

③文火燉至豬肚熟，加適量調味即可。

用法用量：趁熱食用，吃肉喝湯。一天兩次，分四次吃完。十天（五個豬肚）為一個療程。

功　效：此藥膳具有補中氣，健脾胃，行氣滯，止痛痛的良好功效，適合胃下垂患者食用。

養生小語：在中醫學界，黃耆被認為是最好的滋補藥品，能有效益氣升陽，對於各種臟器下垂都有療效。

粳米豬脾

材　料：豬脾兩個，粳米100克，紅棗10顆，食油、白糖適量調味。

做　法：①豬脾乾淨切片，粳米淘洗乾淨，紅棗清水浸泡洗淨。

②將豬脾鍋中微炒，加入粳米和紅棗加水適量煮粥，根據口味加白糖適量調味。

用法用量：每天一次空腹服食，十五天為一個療程。

功　效：對於治療胃下垂具有良好的療效。

養生小語：豬脾具有強健脾胃，幫助消化的作用；紅棗具有和胃養脾，益氣安中的功效，粳米則能有效補胃氣，充胃津。

蓮子豬肚粥

材　料：豬肚一個，糯米100克，蓮子、淮山各50克。

做　法：①豬肚切碎，淮山和蓮子搗碎。

②連同糯米一起加水文火煮粥。

用法用量：每天早晚各服用一次，隔一天服用一劑，十天為一療程。

功　效：對於治療胃下垂具有很好功效。

養生小語：在中醫界，豬肚具有「補脾胃之要品」的美稱；淮山、蓮子和糯米具有補中益氣、滋陰養胃的作用。

雞蛋桂圓蒸

材　　料：雞蛋一個，桂圓肉10粒。
做　　法：①雞蛋打入碗內（不要攪動）隔水蒸兩三分鐘，直到蛋黃未熟，蛋白凝固。
②放入桂圓肉，再蒸10分鐘即可食用。
用法用量：每天吃一次。
功　　效：多吃可補益心脾，治療胃下垂。
養生小語：雞蛋蒸主要含的是蛋白質，缺少碳水化合物，最好用麵食來搭配食用。

龍眼黃耆豬肚湯

材　　料：豬肚一個，將砂仁5克，龍眼肉和黃耆各30克。
做　　法：①豬肚洗淨，倒入開水汆去血污和腥臊。
②砂仁、龍眼肉、黃耆和豬肚一同放入砂鍋內煮至爛熟，調味料調味即可食用。
用法用量：吃肉喝湯。每兩到三天服用一劑。
功　　效：具有補中益氣、養血安神的良好功效，能有效治療胃下垂。
養生小語：若胎氣不足，或屢患半產以及娩後虛羸者，用豬肚煨煮爛熟如糜，頻頻服食，最為適宜。若同火腿一併煨食，尤補。

荷葉蓮子湯

材　料：新鮮荷葉蒂4張，蓮子60克，白糖一勺。

做　法：①荷葉蒂洗淨切塊，蓮子在開水中浸泡一個小時後，剝去外衣去掉蓮芯。

②將荷葉蒂和蓮子一同倒入鍋內，加冷水兩大碗，文火燉兩個小時。

③加入白糖，再稍燉片刻即可食用。

用法用量：隨量食用。

功　效：具有補心益脾，健胃消食的作用，能有效治療胃下垂。

養生小語：當點心吃，不宜常吃。

公丁砂仁童子雞

材　料：中等大小的童子雞1隻，公丁、砂仁和乾薑各3克。

做　法：①童子雞去毛，保留心肝肺，洗淨，倒入開水汆去血污，切成小塊待用。

②公丁、砂仁和乾薑研成碎末。

③雞塊放入砂鍋中燉爛，將三味藥末放進雞湯內即可。

用法用量：吃肉喝湯，每天吃兩次，每三天吃1隻雞。

功　效：具有補中益氣舉陷的作用，對於胃下垂患者有明顯的治療作用。一到五隻雞可以見效。

養生小語：童子雞的雞肉佔體重的60%左右，雞肉的主要成分是蛋白質，所以仔雞的肉營養價值高。

蠶蛹核桃燉

材　料：核桃肉100～150克，蠶蛹50克。

做　法：①將蠶蛹略微炒製。
②核桃肉、蠶蛹一起隔水燉煮即可。

用法用量：佐餐服用。

功　效：對於中氣不足所致的胃下垂有明顯療效。

養生小語：蠶蛹不新鮮、變色發黑、呈粉紅色、有麻味或麻辣感的不可食用。

黃參母雞湯

材　料：母雞肉500克，黃耆30克，紅參12克。

做　法：將上述材料放入碗內，隔水燉兩個小時。

用法用量：早晚兩次吃肉喝湯。每星期服用一劑，連續服用五六劑。

功　效：對於胃下垂有顯著療效。

養生小語：老年人不要盲目喝老母雞湯進補，每次最好不要超過200毫升，一週不要超過兩次。

芡實兔肉湯

材　料：兔子肉250克，升麻和芡實各15克，黃耆30克，薑絲、蔥花、料酒和食鹽各適量。

做　法：①兔肉洗淨，倒入開水汆去血污。
②將上述中藥裝入袋中放鍋內煮沸，文火煮20分鐘去掉藥渣。
③兔肉切塊放進湯中加薑絲、蔥花、料酒和食鹽燜酥即可食用。

用法用量：喝湯吃肉，適合長期服用。

功　效：對於胃下垂有治療作用。

養生小語：兔肉富含大腦和其他器官發育不可缺少的卵磷脂，有健腦益智的功效。兔肉性涼，宜在夏季食用。

溫馨提醒：

胃下垂的飲食禁忌：

1、不要吃粗糙堅硬的食品，比如瓜子、花生、胡桃肉、油炸餅、炸豬排、炸鵪鶉和烤羊肉等，以免加重胃部痛痛，而且這類食品也不易消化。

2、不吃或者少吃過熱過冷的食品。

3、不要吃容易引起脹氣的食物，比如豆類、白薯等，以免引起胃擴張加重痛痛。

第十三節 胃潰瘍和十二指腸潰瘍藥膳調理

一、胃潰瘍的藥膳食療方法

做為消化系統的常見疾病，胃潰瘍典型表現為胃飽脹打嗝、反酸和飢餓不適或餐後定時的慢性中上腹痛痛，症狀嚴重者，還可能出現嘔吐和黑便。

白米桃仁豬肚湯

材　料：熟豬肚片和白米各50克，去皮尖的桃仁和生地各10克，食鹽味精適量。

做　法：①將豬肚切碎，桃仁和生地煎汁濾渣。

②將豬肚和白米放在藥汁中煮粥，快要熟的時候加入食鹽和味精調味即可。

用法用量：每天服用一劑。

功　效：益氣活血和化淤止痛，適合胃潰瘍患者食用。

養生小語：豬肚適宜中氣不足，氣虛下陷，男子遺精，女子帶下者食用。

木瓜醋棗粥

材　料：木瓜500克，食醋50毫升，紅棗30顆，生薑30克。

做　法：將木瓜切碎，連同生薑、食醋和紅棗一起放入砂鍋文火燉熟。

用法用量：每天服用一劑，每天分三次服用，連服三、四劑。

功　效：具有健脾化瘀的作用，適用於十二指腸潰瘍等症。

養生小語：治病多採用宣木瓜，也就是北方木瓜，不宜鮮食；食用木瓜是產於南方的番木瓜，可以生吃，也可做為蔬菜和肉類一起燉煮。

三七雞蛋羹

材　料：雞蛋1個，三七粉3克，蜂蜜適量。

做　法：雞蛋打破和三七粉一起攪勻，隔水燉熟後，加入蜂蜜調勻即可服食。

用法用量：隨量隨次食用。

功　效：具有和胃健脾、疏肝理氣的功效，對於胃潰瘍引起的嘔吐噁心，胃脹打嗝和上腹痛痛有明顯療效。

養生小語：茶葉蛋應少吃，因為茶葉中含酸化物質，與雞蛋中的鐵元素結合，會對胃起刺激作用，影響胃腸的消化功能。

佛手淮山粥

材　料：佛手10克，淮山、白扁豆和薏仁各30克，豬肚湯及食鹽適量。

做　法：①佛手煎汁去渣留汁。

②將扁豆、薏仁、淮山、豬肚湯和佛手藥汁混合在一起煮為稀粥。

③粥熟放食鹽調味即可服用。

用法用量：每天服用，每日一劑。

功　效：具有泄熱和胃的功效，適合胃潰瘍患者食用。

養生小語：皮膚贅疣、粗糙不光滑者，長期服用薏仁有療效。

仙人牛肉片

材　料：牛肉100克，仙人掌50克，食油、精鹽、味精和麻油各適量。

做　法：①牛肉洗淨切片，仙人掌去皮去刺洗淨，切成細絲。

②將牛肉和仙人掌一起在熱油鍋中炒熟，然後調味即可食用。

用法用量：隨量隨次食用。

功　效：具有行氣止痛和活血化瘀的功效，對於胃潰瘍患引發的胃部痛痛有明顯療效。

養生小語：野生的和供觀賞的仙人掌不要隨便吃，它們含有一定量的毒素和麻醉劑，不但沒有食療功效，反而會導致神經麻痺。

香附良薑粥

材　料：香附和良薑各9克，粳米100克。

做　法：香附和良薑用水煎汁，濾渣取汁，加入適量清水和粳米一起煮成粥。

用法用量：一天內分兩次吃完。

功　效：對寒邪犯胃之胃潰瘍患者尤佳。

養生小語：粳米粥，味甘性平，能補脾、養胃、除煩、止喝，尤其是煩熱、口渴的熱性者病患者更宜食用。

丁香肉桂雞

材　料：中等大小的公雞1隻，生薑6克，蓽茇、丁香、砂仁、肉桂、良薑、大茴香、橘皮、川椒各3克，醬油、食鹽、胡椒粉和蔥各適量。

做　法：①將公雞去毛去雞皮和內臟，清洗乾淨後切塊，放入沸水中氽去血污。

②放入生薑和上述藥材，加入醬油、食鹽和蔥煮熟燉爛，撒上胡椒粉即可食用。

用法用量：隨量吃肉喝湯。

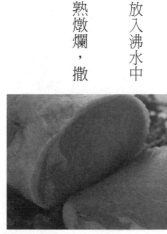

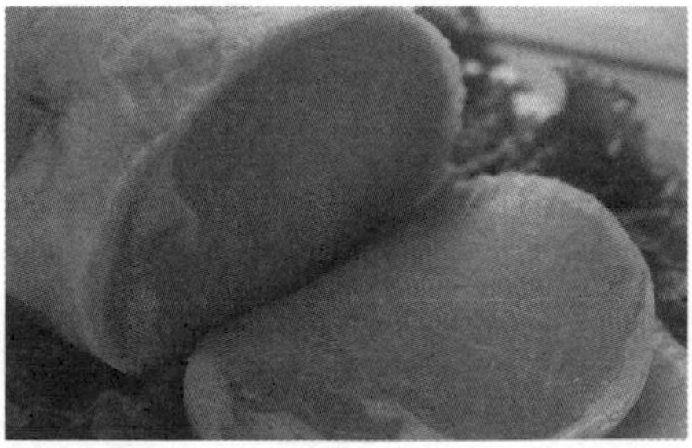

牛肉片

功　　效：適用於胃寒以及胃潰瘍患者。

養生小語：雞皮和雞肉之間有一層薄膜，在保持肉質水分的同時也防止脂肪的外溢。所以，在烹製後去皮才是正確的。

佛手枳橘粥

材　　料：粳米100克，佛手、枳殼和橘皮各6克，砂仁3克。

做　　法：將上述中藥材煎汁去渣，加粳米和適量清水一同煮粥。

用法用量：一天內分兩次服用。

功　　效：適合胃潰瘍患者的調理治療。

養生小語：粳米做成粥更易於消化和吸收，但製作米粥時千萬不要放鹼，因為米是人體維生素B_1的重要來源，鹼能破壞米中的維生素B_1，會導致B_1缺乏，出現「腳氣病」。

玫瑰佛橘茶

材　　料：玫瑰花3克，佛手和橘皮各9克。

做　　法：佛手和橘皮洗淨後切成細絲，和玫瑰花一起用開水沖泡後代茶飲。

用法用量：隨量飲用，當茶喝。

功　　效：適用於胃潰瘍患者。

養生小語：取4～5朵玫瑰花放入杯中，花浮於水面，其湯色清淡，香氣高雅，是美容，保健的理想飲品。

二、十二指腸潰瘍的藥膳食療方法

十二直腸潰瘍，是消化系統的常見病，多在吃飯後三、四個小時出現痛痛，一般會持續到下次吃飯前，吃飯後痛痛可以得到緩解。除此之外，還表現為打嗝、噁心嘔吐以及反酸等。工作壓力過大，疲勞過度和精神緊張以及飲食不當，都可能誘發十二指腸潰瘍病症的產生。

木瓜醋棗湯

材　　料：木瓜500克，食醋50毫升，紅棗30顆，生薑30克。

做　　法：將木瓜切碎，連同生薑、食醋和紅棗一起放入砂鍋文火燉熟。

用法用量：每天服用一劑，每天分三次服用，連服三、四劑。

功　　效：具有健脾化瘀的作用，適用於十二指腸潰瘍等症。

養生小語：木瓜中含有一種酵素，能消化蛋白質，有利於人體對食物進行消化和吸收，故有健脾消食之功。

菜米粥

材　料：包心菜500克，粳米50克。

做　法：包心菜煮30分鐘撈出來，粳米放入菜汁中煮粥，粥成後溫熱食用。

用法用量：每天吃兩次。

功　效：具有緩急止痛的功效，適合胃、十二指腸潰瘍者食用。

養生小語：包心菜中含有維生素U樣因子，比人工合成的維生素U的效果要好，能促進胃、十二指腸潰瘍的癒合，新鮮菜汁對胃病有治療作用。

馬鈴薯糖膏

材　料：鮮馬鈴薯1000克，蜂蜜適量。

做　法：①馬鈴薯洗淨後切碎絞汁，濾渣取汁，在鍋中大火燒沸後改用小火煎熬。

②當馬鈴薯汁變稠時，加入比馬鈴薯汁液多一倍的蜂蜜。

③熬成膏狀停火，冷卻後裝瓶。

用法用量：每次吃一湯匙，每天吃兩次，二十天為一個療程。

功　效：具有和胃調中的功效，適用胃、十二指腸潰瘍等症。

第十四節 胃癌的食療方法

現代醫學對胃癌的治癒率是很高的，胃癌患者要保持信心戰勝病魔。同時，早期診斷更是治療胃癌的關鍵。胃癌患者可用以下藥膳食療方法來調理：

元慈蜜粉

材　料：元胡和山慈菇各30克，蜂蜜60克。

做　法：①將元胡和山慈姑揀去雜質清洗乾淨，烘乾或者曬乾。

②一起研成細末，裝在瓶子中備用。

③取元胡和山慈姑細末和蜂蜜攪拌均勻即成。

用法用量：用溫開水隨量隨次送服。

功　效：具有抗癌止痛和清胃活血的功效，適合胃癌患者、胃熱引起的胃脘灼熱患者服用。

養生小語：山慈菇有清熱解毒，消癰散結之功，有小毒，用量不宜過大。

苦瓜四香粉

材　料：苦瓜100克，香附和木香各10克，丁香6克，沉香2克。

做　法：①苦瓜清洗乾淨，將外皮和瓜瓤瓜籽切碎烘乾或者晾乾，研磨成粉末備用。
②將丁香、香附、木香和沉香除去雜質，香附和木香清洗乾淨烘乾或者晾乾。
③與晾乾的丁香和沉香一起研磨成細粉末，和苦瓜粉攪拌均勻，裝成等量三包。

用法用量：每次服用一包，每天服用三次，用溫開水送服。

功　效：具有抗癌止痛和行氣清胃的作用，適合胃癌患者服用。

養生小語：苦瓜熟食性溫，生食性寒，因此脾虛胃寒者不應生吃。此外，孕婦應慎食。

紅糖煮豆腐

材　料：豆腐100克切塊，紅糖60克。

做　法：用清水一碗將紅糖沖開攪拌均勻，加入豆腐煮10分鐘後即成。

用法用量：隨量食用。

功　效：此法經常服用具有和胃止血的作用，適用於胃癌患者。

養生小語：豆腐性偏寒，胃寒者和易腹瀉、腹脹、脾虛者以及常出現遺精的腎虧者不宜多食。

烏賊骨肉粥

材　料：瘦豬肉50克，烏賊骨12克，陳皮9克，粳米適量。

做　法：①將烏賊骨和陳皮連同粳米一同煮粥。

②粳米粥熟後，去掉烏賊骨和陳皮，加入瘦肉片再煮，放食鹽少許調味即可食用。

用法用量：隨量食用。

功　　效：適合胃癌腹脹患者食用。

養生小語：糯米粥有益氣和中的作用，尤其對脾胃虛寒、腹瀉浮腫者更有利。高粱米粥（秫米）、黃米粥（黍米）也有同樣的功效。

芝麻甜米粥

材　　料：粳米30克，蜂蜜適量，芝麻6克。

做　　法：芝麻炒香。粳米煮粥即將煮熟時，加入芝麻和蜂蜜調，攪拌均勻後即可食用。

用法用量：隨量食用。

功　　效：適合胃癌便秘者服用。

養生小語：煮粥時加入芝麻，能養肺潤腸，平肝息風，最適用於老年人。

圓棗花生粥

材　　料：桂圓肉12克，去核紅棗5顆，花生米500克。

做　　法：上述材料一起加水煮食。

用法用量：每天服用一次。

功　效：適合胃癌貧血者服用。

注意事項：花生米要保留外面的紅皮。

養生小語：熬粥時加紅棗，能養脾益胃，安神鎮靜。

魚肚香油粉

材　料：魚肚和芝麻油各適量。

做　法：芝麻油將魚肚炸酥後研成碎末。

用法用量：每天服用三次，每次服用10克，用溫開水送服。

功　效：適合胃癌患者服用。

養生小語：魚肚配菠菜，補血止血，對孕期貧血和牙齦出血有預防性食療作用，同時對便秘和痔瘡也有作用。

草藥鯉魚湯

材　料：鯉魚250克，半夏、柴胡、旋覆花、鬱金、甘草、積殼各10克，食鹽、麻油、味精適量。

做　法：①將鮮鯉魚去鱗、腮，剖腹去內臟，洗淨，切成3公分的小塊。

②將上述中藥用紗布包好和鯉魚一同燉。

③起鍋後加入食鹽、麻油和味精調味。

用法用量：吃肉喝湯，每天吃一兩次。

功　　效：對胃癌有輔助療效。

養生小語：患有淋巴結核、支氣管哮喘、惡性腫瘤、蕁麻疹、皮膚濕疹等疾病者要忌食鯉魚。

茯苓肉包

材　　料：麵粉200克，瘦豬肉100克、茯苓粉10克。

做　　法：麵粉發好，豬肉剁餡和茯苓粉攪拌均勻，連同麵粉一起做成發麵包子。

用法用量：隨量食用。

功　　效：具有健脾開胃的功效，適合胃癌患者食用。

養生小語：茯苓，味甘性平，且有益脾安神、利水滲濕的功效。以松仁、桃仁、桂花、蜜糖為主要材料，配以適量茯苓粉，再用上等澱粉攤烙成外皮，精工細作製成夾心薄餅，既美味又養生。

三七大蒜魚

材　　料：一斤大小的鱔魚1條，大蒜30克去掉外皮拍碎，三七末15克，生薑適量。

做　　法：①將鱔魚和蒜頭、薑片放入油鍋爆炒，再加入清水適量。

②放入三七末，蓋好用文火慢燉一個小時。

③水快要燉乾的時候加入調味即可食用。不用油鍋爆炒直接燉煮也可。

用法用量：隨量吃肉喝湯。

功　　效：健脾暖胃、止痛。比較適合胃癌和胰腺癌患者食用，能有效消除癌症導致的痛痛。

養生小語：鱔魚特含降低血糖和調節血糖的「鱔魚素」，且所含脂肪極少是糖尿病患者的理想食品。

豆芽炒肉

材　　料：瘦豬肉150克，豆芽250克，大蔥1根，食用油和蠔油適量。

做　　法：①瘦豬肉洗淨切碎，豆芽去豆殼和豆芽根，倒入開水汆一下撈出來，大蔥切成蔥花。

②豬肉放入油鍋炒熟，放入豆芽、蔥花、蠔油和食鹽少量，炒熟即可食用。

用法用量：隨量食用。

功　　效：健脾補中和滋陰潤燥，對於胃癌體虛患者有明顯療效。胃癌患者化療後咽乾口燥和食慾不佳者，適宜食用此藥膳。

養生小語：豆芽中含有一種干擾素生劑，能誘生干擾素，增加體內抗生素，增加體內抗病毒、抗癌腫的能力。

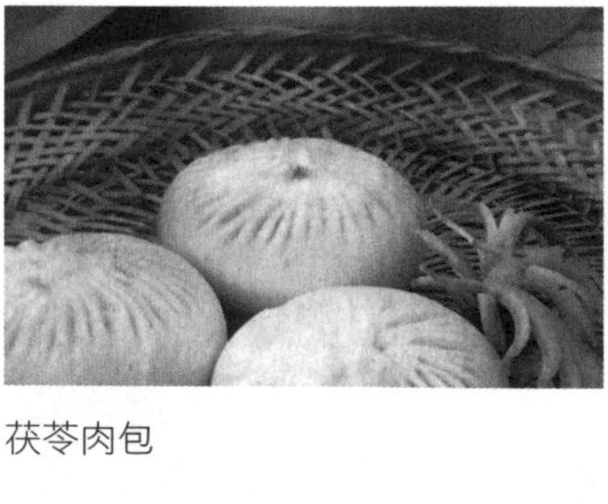

茯苓肉包

溫馨提醒：

胃癌患者的飲食護理：

1、胃癌患者要保持戰勝病魔的信心和樂觀情緒，注意天氣和氣候變化，保持良好的生活起居習慣。多吃容易消化的食品，不要吃刺激性和油膩的食品。

2、胃癌患者手術後，要多吃高蛋白、高脂肪和低碳水化合物的食品，養成少量多餐的習慣，吃飯時避免食用流質或液體食物，吃飯後要在床上平躺半個小時。如果同時有低血糖症狀，要少量多餐，多吃高蛋白、高脂肪和低碳水化合物的食品，遠離甜食品，不要吃過熱的流質食品。

3、藥物發生作用的高峰期要盡量避免進食。化療期間盡量多吃富含蛋白質、維生素和充足熱能的食品。適合胃癌患者進食的食品有淮山、桂圓、蓮子、木耳、香菇、百合、冰糖、藕、豆腐、蜂蜜、綠豆、鴨、甲魚、蚌肉，牛乳、薏仁、紅棗、糯米等。

4、多喝優酪乳，堅持每天早晚飲用一杯。優酪乳中的乳酸菌，對於胃腸中致病微生物的繁殖生長，有很好的抑制作用。所以多喝優酪乳能減少發病機會，能有效抑制腫瘤生長。

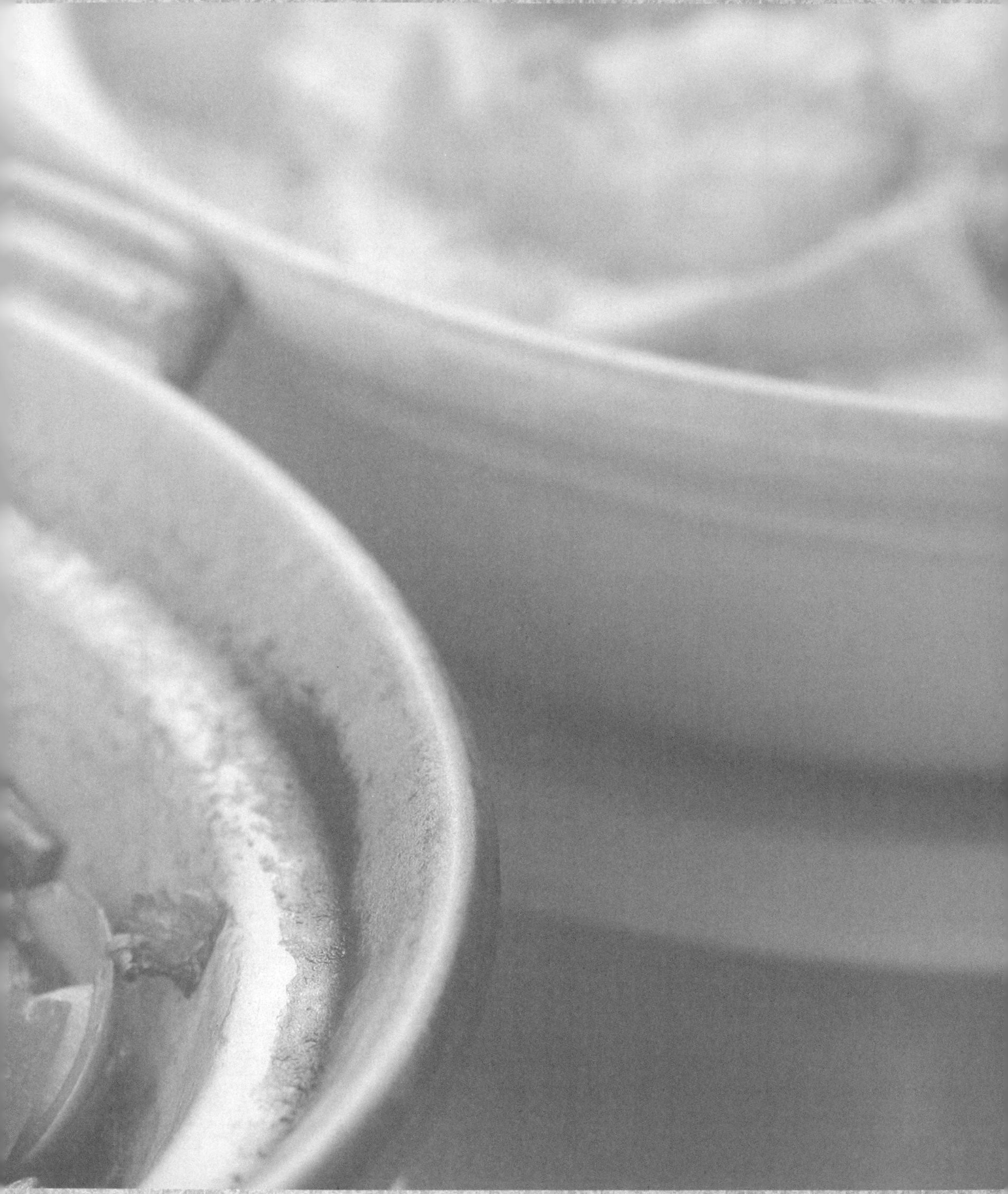

第六章 肝膽疾病的中醫食療菜單

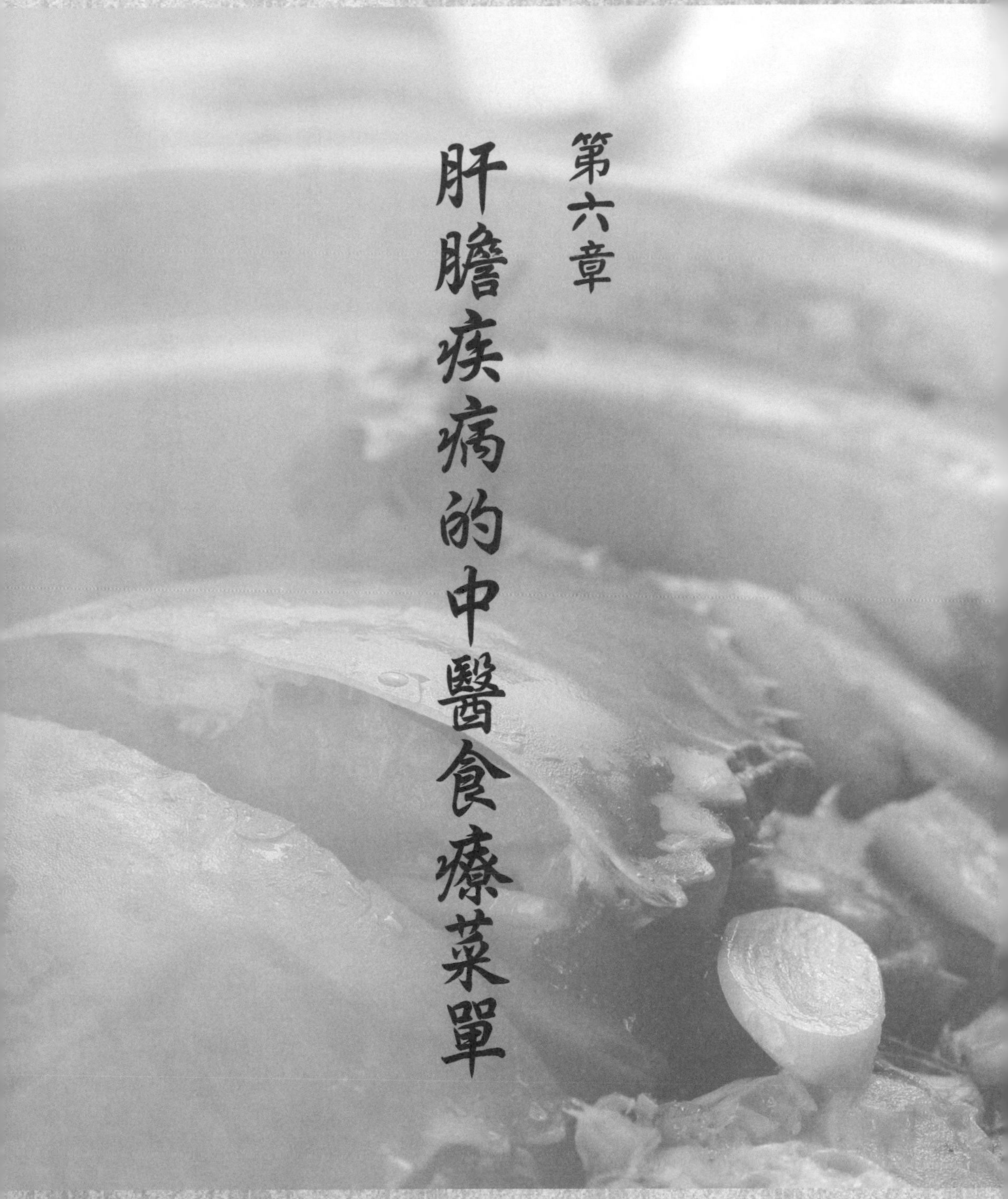

第一節 病毒性肝炎的食療方法

茵陳粳米粥

材　料：粳米50～100克，茵陳30克～60克，白糖適量。

做　法：①粳米淘洗乾淨，茵陳洗淨煎汁去渣，加入粳米和清水適量煮粥。
②起鍋時加入白糖調勻，再煮一兩分鐘即可食用。

用法用量：每天服用兩三次，七天到十天為一療程。

功　效：具有清利濕熱、退黃疸的良好效果，適用於急性傳染性黃疸型肝炎。

養生小語：茵陳性微寒，味辛、苦，用於濕熱燻蒸而發生黃疸的病症，可單用一味，大劑量煎湯內服；亦可配合大黃、梔子等同用。除用於濕熱黃疸之外，對於因受寒濕或素體陽虛發生的陰黃病症，也可應用。但須配合溫中祛寒之品如附子、乾薑等藥同用，以祛除陰寒而退黃疸的作用。

田基黃雞蛋湯

材　料：鮮田基黃120克（乾品30～60克），鮮雞蛋一個。

做　法：蛋熟後去殼再煎20分鐘，與田基黃一起煲湯食用。

用法用量：喝湯吃蛋。

功　效：適合急、慢性肝炎患者食用。

養生小語：田基黃性微寒，味辛、苦。對急性黃疸型和非黃疸型肝炎、遷延性和慢性肝炎等疾患，均有較顯著療效。

烹飪指導：選擇田基黃以黃綠色、帶花者為佳。

泥鰍粉

材　料：泥鰍一條。

做　法：將泥鰍洗淨後烘乾，研成碎末。

用法用量：飯後服用適量。

功　效：適合慢性肝炎患者食用。

養生小語：泥鰍性平、味甘，陰虛火盛者忌食；螃蟹與泥鰍相剋，不宜同吃；毛蟹與泥鰍相剋，同食會引起中毒。

烹飪指導：將買來的泥鰍，用清水漂一下，放在裝有少量水的塑膠袋中，紮緊口，放在冰箱中冷凍，這時泥鰍呈冬眠狀態並沒有死；燒製時，取出泥鰍，倒在一個冷水盆內，待冰塊化凍時，泥鰍就會復活，這樣有利於保鮮。

枸杞當歸煲鵪鶉蛋

材　料：枸杞30克，當歸30克，鵪鶉蛋10顆。

做　法：①將當歸洗淨，切片，與揀淨的枸杞、鵪鶉蛋同入砂鍋。

②加水適量，煨煮30分鐘。

③取出鵪鶉蛋，去殼後再回入鍋中，小火同煨煲10分鐘，即成。

用法用量：早晚兩次分服，當日吃完。

功　效：本食療方對肝陰不足型病毒性肝炎尤為適宜。

養生小語：枸杞味甘、性平，外邪實熱，脾虛有濕及泄瀉者忌服。用枸杞泡水或煲湯，只飲湯水並不能完全吸收，因為受水溫、浸泡時間等因素影響，只有部分藥用成分能釋放到湯水中，為了更好地發揮效果，最好將湯裡的枸杞也一起吃掉。

首烏枸杞肝片

材　料：何首烏20克，枸杞20克，豬肝100克，調味料若干。

做　法：①先將何首烏、枸杞洗淨，放入沙鍋，加水浸泡片刻，濃煎兩次，每次40分鐘。

②合併兩次煎液，回入砂鍋，小火濃縮成50毫升。

③配以水發木耳、嫩青菜、蔥花、蒜片，加適量料酒、醬油等調味料。

④將豬肝（切片）溜炒成首烏枸杞肝片。

用法用量：佐餐當菜，隨意服食，當日吃完。

功　　效：本食療方對肝陰不足型病毒性肝炎尤為適宜。

養生小語：豬肝味甘、苦，性溫，有補肝、明目、養血的功效。豬肝忌與魚肉、雀肉、蕎麥、花椰菜、黃豆、豆腐、鵪鶉肉、野雞同食；不宜與豆芽、辣椒、毛豆、山楂等富含維生素C的食物同食。

金針肉湯

材　　料：金針和瘦豬肉適量。

做　　法：①將金針洗淨切段，豬肉洗淨開水汆去血污切塊。

②將金針和豬肉一起加水煮燉。

用法用量：喝湯吃肉吃金針，每日吃兩次。

功　　效：適合急性傳染性肝炎患者食用。

養生小語：金針性平、味甘、微苦，是近於濕熱的食物，潰瘍損傷、胃腸不和的人，以少吃為好，平素痰多，尤其是哮喘病者，不宜食用。

烹飪指導：金針的食用部位是其花蕾，以潔淨、鮮嫩、不蔫、不乾、芯尚未開放，無雜物者質優。

蘿蔔燉雞肫

材　　料：鮮雞肫1個，蘿蔔1個，陳皮1片，生薑2片。

做　　法：①將鮮雞膨洗淨，用開水汆去血污；蘿蔔切成片。

②將上述材料一起放入砂鍋中，用小火燉至熟爛。

用法用量：吃肉喝湯吃藥渣，隨量食用。

功　　效：適合慢性肝炎患者食用。

養生小語：雞肫味甘平、性澀、無毒，有消食導滯，助消化的作用。

芝麻陳皮雞

材　　料：母雞1隻，黑芝麻、陳皮絲適量。

做　　法：①將母雞去毛洗淨去內臟。

②黑芝麻和陳皮絲用紗布包好，放入雞肚子裡面。

③放入砂鍋一起燉至爛熟。

用法用量：隨量食用。

功　　效：適合慢性肝炎患者食用。

養生小語：陳皮性溫，味苦、辛。並非人人都可以用陳皮泡水喝，有發燒、口乾、便秘、尿黃等症狀者，不宜飲用陳皮水。

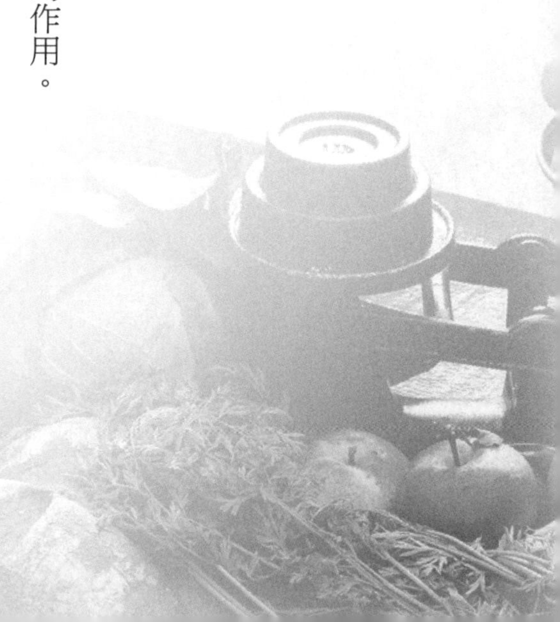

豆腐銀耳鮮菇湯

材　料：銀耳50克，豆腐250克，鮮蘑菇50克，食油、味精、醬油、香油和食鹽各適量。

作　法：①銀耳泡發洗淨，豆腐切塊，蘑菇洗淨削去根部黑污。
②將豆腐煎至微黃，加清水適量，放入銀耳和蘑菇。
③小火燜透，放入味精、醬油、香油和食鹽調味，勾芡、煮沸後即可食用。

用法用量：隨量食用。

功　效：適合慢性肝炎引起的食慾不振、咽乾口乾、體倦乏力、大便乾燥等症狀。

養生小語：蘑菇味甘、性涼，主治精神不振、食慾大減、痰核凝聚、上嘔下瀉、尿濁不禁等症。但蘑菇性滑，便瀉者慎食。

烹飪指導：蘑菇表面有黏液，泥沙黏在上面，不易洗淨。可以在水裡先放點食鹽攪拌使其溶解，然後將蘑菇放在水裡泡一會再洗，這樣泥沙就很容易洗掉；另外，洗蘑菇之前一定要把菌柄底部帶著較多沙土的硬蒂去掉，因為這個部位即使用鹽水泡過也不易洗淨。

第二節 B肝患者的食療方法

參杞燉羊肉

材　料：羊肉150克，黨參和枸杞各15克，當歸10克，生薑10克，紅棗10顆。

做　法：①將羊肉用開水汆去血污切成小塊，生薑洗淨拍碎，紅棗溫水浸泡後洗淨。

②連同黨參、枸杞、當歸一起放進鍋中，加適量清水文火燉煮三個小時。

③加入食鹽等調味即可食用。

用法用量：隨量食用，吃肉喝湯。

功　效：具有健脾補肝的功效。適合慢性B肝所引起的精神疲倦、四肢乏力困倦、食慾減退、腰腿痠軟、脅肋隱痛、舌頭淡白，舌苔白薄、嘴唇和指甲顏色黯淡無華、脈弦細而緩、氣血不足等症狀。

注意事項：如果精神疲倦，四肢困乏無力，可在上述材料的基礎上加生北芪15克，來增加健脾益氣的作用；如果食慾減退或不思飲食的患者，可以在原有的材料上加生麥芽30克，用以健胃消食，疏肝解鬱；如果間有大便溏瀉（大便稀薄不成形狀）者，可在原有的材料上添加茯苓12克或淮山30克，用以健脾止瀉。

養生小語：此藥膳僅適合上述症狀的肝脾兩虛患者食用，如果屬於精神倦怠、舌苔黃膩、納呆嘔惡、脅脹而痛、脈弦滑或滑數等症狀，則屬於濕熱蘊結患者，就不適宜食用本藥膳。

太子參煮肉湯

材　　料：瘦豬肉100克，五味子和生薑各10克，太子參30克，麥冬和生地黃各15克，陳皮5克，紅棗10顆。

做　　法：將上述材料全部放入砂鍋內加水適量，小火慢燉兩個小時，加食鹽調味。

用法用量：隨量食用。

功　　效：具有益氣養陰的作用。適合慢性B肝所引起的氣陰兩虛患者食用。氣陰兩虛表現症狀為：脅肋隱痛，精神疲倦，身體乏力，咽乾口渴，汗多，氣短懶言，形體消瘦，或有心悸失眠，舌質乾紅少苔，脈虛數。

注意事項：如果伴有大便乾燥結塊症狀，可以添加玄參15克，用以滋陰潤燥通便。

養生小語：如果屬於外邪未解，或暑病熱盛而氣陰未傷者，雖然也有精神疲倦身體困乏和汗多口渴的症狀，也不宜食用本藥膳。

佛手煮田螺

材　　料：田螺50個，鬱金、佛手和生薑各10克，垂盆草30克，紅棗10顆，金錢草12克。

做　法：①田螺用清水靜養半天後，洗淨搗碎螺殼，取出螺肉，生薑拍碎。

②將上述材料一同放入鍋內，加適量清水，用文火煮兩個小時。

③加入食鹽調味即可食用。

用法用量：隨量食用，吃田螺肉喝湯。

功　效：具有清熱利濕，理氣止痛的功效。適合無黃疸型B肝導致的肝膽濕熱患者食用。

注意事項：用白花蛇舌草30克或蒲公英15克，可以替代垂盆草，發揮它們清熱利濕解毒的功效。伴有噁心嘔吐和胸悶症狀的患者，可以在原有的材料上添加春砂仁6克。

養生小語：肝腎陰虛者也會出現咽乾口渴、肋隱隱作痛和舌質紅少苔的症狀，但是不適合本藥膳。

荸薺豬肚

材　料：荸薺150克，豬肚150克，大蔥10克，薑15克，鹽2克，味精2克，料酒12克。

做　法：①將荸薺沖洗乾淨，削去外皮，切成丁塊。

②豬肚擦洗乾淨，放入沸水鍋內略燙後撈出，切細。

③將蔥薑洗淨分別切段、片備用。

④取鍋放入冷水、豬肚，加入蔥段、薑片、料酒，煨煮。

⑤豬肚將熟時揀去蔥段、薑片，加入荸薺，繼續煮。

⑥熟時加入鹽、味精調好味即成。

用法用量：每天吃一次，每次吃一小碗。

功　　效：適合慢性肝炎患者食用。

養生小語：荸薺不宜生吃，因為荸薺生長在泥中，外皮和內部都有可能附著較多的細菌和寄生蟲，所以一定要洗淨煮透後方可食用，而且煮熟的荸薺更甜。荸薺屬於生冷食物，對脾腎虛寒和有血淤的人來說不太適合。

茵陳湯

材　　料：茵陳100克，車前子20克（或車前草100克），白糖20克。

做　　法：①茵陳、車前子（或車前草100克）用清水1000毫升煎汁。
②當湯液煎煮剩下800毫升時，加入白糖即可。

用法用量：每次服用200毫升，每天服用兩到三次。

功　　效：利濕清熱，適合慢性肝炎患者食用。

養生小語：以茵陳、煎好的鯽魚，用猛火煲一小時飲用，可有效地疏肝、清肝熱。

酸棗煎白糖

材　　料：酸棗50克，適量白糖。

製作方法：用清水500毫升將酸棗文火煎1小時，適量白糖調味即可食用。

用法用量：每天服用一次。

功　　效：具有降低轉氨酶的作用，適用於急、慢性肝炎患者服用。

養生小語：酸棗味酸、性平、無毒，可以發揮養肝、寧心、安神、斂汗的作用。患有神經衰弱的人可以用酸棗仁3～6克，加白糖研和，每晚入睡前溫開水調服，具有明顯的治療效果。

溫馨提醒：

B肝病人的食物禁忌：

一、適合B肝患者日常吃的食品為：

1、香菇（隔水燉食，久食不厭）、瘦豬肉、豬腰子、豬羊肚、雞鴨肫（即雞、鴨之胃）、白鴿、鯽魚、沙魚鯗、昌魚乾、目魚乾、米魚乾、黃魚乾（忌白色小黃魚）、冬瓜（清鹽燒不放油）、黑油冬菜、香菇菜（即青菜）等。

2、可以偶爾少量進食一些花生米或豆製品（豆腐除外）；新蓮子、紅棗、山核桃、偶爾可少量食用。

3、可以進食麵條、麵包、粉乾（米製）、年糕、玉米等。

4、B肝患者的飲食在烹調上，要求燒菜必用植物油，在下雨季節多放生薑。

5、B肝患者要多吃酸性蔬果食品，比如山楂，酸棗、蕃茄和杏。

二、B肝患者需要忌食下列食品：

1、忌食動肝、酸冷、礙胃之水果，如黃桃、李、草梅、柑、橘、梨、香蕉、柚、橙、甘蔗、乾鮮荔枝、桂園、瓜類和糖果、糕餅等甜味食物。

2、忌食油膩食物和油炸品如豬頭肉、豬蹄、燻鵝、肥鴨、麻油鴨、肥豬肉、醬油肉、油條、油餅、油炸魚等。

3、忌食各種無鱗魚，如鰻、泥鰍、河鯉、跳魚等。

3、忌食寒涼食物如白肚魚、淡水鯖魚、白鰱魚、黃花菜、大白菜、山東菜、紫菜、海帶、綠豆芽、豆腐、丁螺、蕃茄等。

三、禁食引動肝風（引發肝部風邪和不適）食物和發物（誘發疾病的食品）如：雞、蝦蟹類、茄子、鹹菜、鹹魚及泥下食物如芋頭、蕃薯、春筍、茭白筍等。

第三節 酒精肝和脂肪肝的食療方法

一、酒精肝的藥膳食療方法

薑絲拌菠菜

材　料：菠菜250克，生薑25克，香油、味精、食鹽、醋和花椒油適量。

做　法：①菠菜洗淨，倒入開水汆熟，生薑切絲。

②菠菜和薑絲加上適量香油、味精、食鹽、醋和花椒油涼拌。

用法用量：佐餐食用。

功　效：具有通腸胃、解酒毒和生津血的功效，適合酒精肝患者食用。

養生小語：生薑味辛、性微溫，陰虛內熱及實熱症禁服。

烹飪指導：生薑有嫩生薑與老生薑之分，做醬菜用嫩薑，藥用以老薑為佳。生薑和薑片用於烹飪，可以去腥膻，增加食品的鮮味。

金錢草砂仁魚

材　料：金錢草、車前草各60克，砂仁10克，鯉魚1尾，鹽、薑各適量。

做　法：①將鯉魚去鱗、鰓及內臟，和其他三味加水同煮。

②魚熟後加鹽、薑調味。

用法用量：佐餐食用。

功　效：適合酒精肝患者食用。

養生小語：金錢草味甘、鹹，性微寒。用於濕熱黃疸，可與茵陳、梔子同用。

玉米鬚冬葵子紅豆湯

材　料：玉米鬚60克，冬葵子15克，紅豆100克，白糖適量。

做　法：①將玉米鬚、冬葵子煎水取汁。

②放入紅豆煮成湯，加白糖調味。

用法用量：分兩次飲服，吃豆，飲湯。

功　效：對於酒精肝患者有明顯療效。

養生小語：玉米鬚又稱「龍鬚」，性平，有廣泛的預防保健用途。把留著鬚的玉米放進鍋內煮，熟後把湯水倒出，就是「龍鬚茶」，可以做全家的保健茶。

紅棗青梅蓮子羹

材　料：紅棗30克，青梅、蓮子和核桃仁各10克，百合、白果和白醋各5克，白糖、橘子瓣、冰糖和山楂糕各50克，精鹽少許。

做　法：上述材料加水燉煮成較稀的水果羹服用。

用法用量：隨量服用。

功　效：適合酒精肝患者食用。

養生小語：現代中醫藥研究認為，大黑棗均有健脾功能，但紅棗功在降濁，黑棗功在扶本，故紅棗用在於治，入藥；黑棗用在於養，不入藥。

藕粉白糖糊

材　料：白糖適量，藕粉30～50克。

做　法：白糖和清水適量攪勻，加入藕粉煮成稠糊即可食用。

用法用量：隨量食用。

功　效：生津止渴和清熱除煩，適合酒精肝患者食用。

養生小語：藕粉的基本成分是澱粉，食後在胃腸中容易轉化為葡萄糖等而被人體吸收。適合熱性病患者、腸胃機能障礙患者，產婦、兒童以及老人服用，是一種食用方便、味清氣芳、易於消化的理想滋補食品。

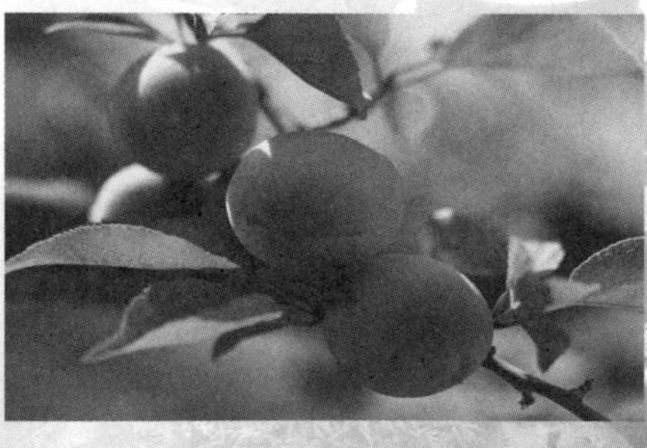

青梅

菱角甜糊

材　料：白糖適量，菱角粉30～50克。

做　法：白糖和清水適量攪勻，加入菱角粉熬煮成糊狀即可食用。

用法用量：隨量食用。

功　效：具有解酒和中，舒緩肝氣和補益脾氣的作用，十分適合酒精肝患者食用。

養生小語：菱角生者甘、涼、無毒；熟者甘、平、無毒。雖然藥用價值很大，但食用時要注意不宜過量，注意不宜和豬肉同煮食用，易引起腹痛。

橄欖汁

材　料：帶核的鮮橄欖10顆。

做　法：稍微搗爛，加兩碗清水煎汁，煎熬到一碗，濾渣取汁即可。

用法用量：隨量飲用。

功　效：具有清熱解毒，生津止渴的功效，十分適合酒精肝患者飲用。

養生小語：橄欖味甘酸、性涼，胃病泛酸者忌食。

溫馨提醒：

酒精肝患者的日常飲食護理：

1、戒酒。酒精肝大多是因為飲酒引起的，所以要從根本治療就要嚴禁喝酒。否則會加重肝臟負擔，使得症狀更加嚴重。

2、包括酒精肝患者在內的所有肝炎患者，都要少吃油炸及油膩的食物。因為肝炎患者的肝臟，對於脂肪代謝能力較差，吃較多油膩油炸食品，很容易造成血脂增高或者誘發脂肪肝。

3、包括酒精肝在內的所有肝炎患者，都具有消化道不適症狀。所以要禁食辛辣食物：以免刺激胃腸，誘發胃潰瘍或者胃炎。

4、要多吃新鮮食品，不要吃存放過久的食品。

5、肝病患者要多吃清淡素食和容易消化的食品，保持精神愉快，避免過於勞累，根據自己的體質選擇合適的運動方法。

6、科學研究發現，多吃柑橘可以預防肝病和動脈硬化。所以，柑橘是肝病患者的理想食品，宜多吃。

7、柚、海帶、綠豆、絲瓜、白菜、豆腐、生藕汁、濃茶水等食物有解除酒精中毒的功效，是酒精肝患者的食用佳品。

二、脂肪肝的藥膳食療方法

車草砂仁魚

材　料：中等大小的鯉魚1條，砂仁10克，車前草和金錢草各60克，薑片和食鹽各適量。

做　法：將鯉魚和上述中藥一起加水同煮，魚熟後加入薑片和食鹽即可食用。

用法用量：隨量食用。

功　效：適合脂肪肝患者食用。

養生小語：車前草味甘、性寒，具有清熱利尿，涼血解毒的功效。

魚子粉

材　料：魚子或者魚腦適量。

做　法：將魚子或魚腦焙黃，研磨成細粉。

用法用量：用溫開水沖服，每次服用3到5克。

功　效：長期食用對於脂肪肝患者有療效。

養生小語：魚腦中含有一種人體所需的魚油，而魚油中富含高度不飽和脂肪酸，可以發揮維持、提高、改善大腦機能的作用。

海帶燉脊骨

材　料：豬脊骨適量，海帶適量味精、食醋、精鹽和胡椒粉適量。

做　法：①豬脊骨切段洗淨，倒入開水氽去血污，海帶洗淨後上鍋蒸。

②將豬脊骨燉湯，煮沸後撇去浮沫，放入海帶。

③豬脊骨燉爛後酌加味精、食醋、精鹽和胡椒粉調味即可食用。

用法用量：喝湯吃海帶，隨量。

功　效：對於脂肪肝患者有療效。

養生小語：海帶性味鹹，寒。脾胃虛寒者忌食，身體消瘦者不宜食用。

紅豆葵鬚湯

材　料：紅豆100克，冬葵子15克，玉米鬚60克，白糖適量。

做　法：①紅豆淘洗乾淨，冬葵子和玉米鬚煎汁濾渣。

②將紅豆放入汁液中煮湯，紅豆軟爛後加入白糖適量調味。

用法用量：分兩次食用，吃豆飲湯。

功　效：對於脂肪肝患者很有療效。

養生小語：紅豆是富含葉酸的食物，產婦、乳母多吃紅紅豆有催乳的功效。

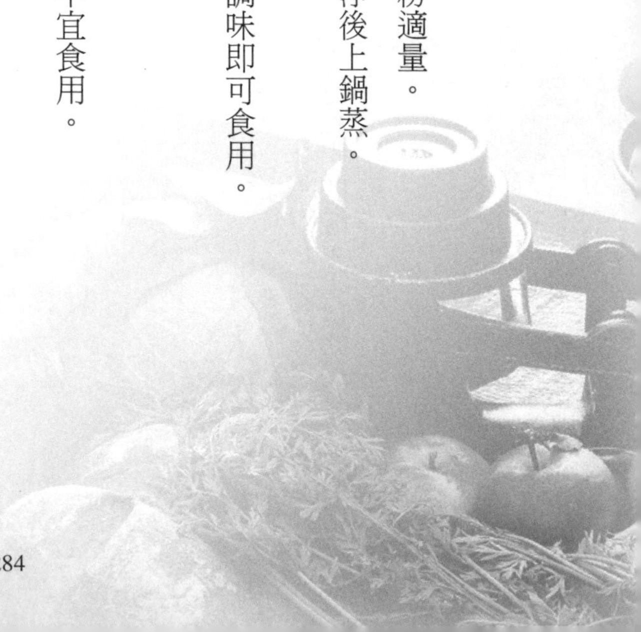

三藥燉紅棗

材　料：紅棗120克，鬱金、車前草和白朮各12克。

做　法：①紅棗溫水浸泡洗淨，鬱金、車前草和白朮用乾淨紗布包好。

②將上述材料一起放入鍋中，加入適量的水同煮。

③煮到湯汁快乾的時候，即可取藥包吃棗。

用法用量：隨量食用。

功　效：適合脂肪肝患者食用。

養生小語：棗樹一身都是寶：紅棗樹葉煎湯服用，可以治療反胃嘔吐；棗核燒灰外敷，可以治走馬牙疳；棗樹皮燒炭治腹瀉痢疾；棗樹根治婦女月經不調、胃痛等症。

山楂炒魚片

材　料：鯖魚150克，陳皮3克，玉竹6克，山楂10克。食用油、蛋清、精鹽、味精和粉芡適量。

做　法：①鯖魚去內臟，清洗乾淨後切片。

②陳皮、玉竹溫水浸泡。

③蛋清、精鹽、味精和粉芡將鯖魚片掛漿，放入油鍋爆炒。

④放入陳皮、山楂和玉竹，調味料適量，魚肉炒熟後即可食用。

用法用量：隨量食用。

功　　效：具有降血脂的作用，適合脂肪肝患者食用。

養生小語：鯖魚中除含有豐富蛋白質、脂肪外，還含豐富的硒、碘等微量元素，故有抗衰老、抗癌作用。

飲食禁忌：鯖魚忌與李子同食；忌用牛、羊油煎炸；不可與荊芥、白朮、蒼術同食。

麥芽荷葉汁

材　　料：生麥芽15克，炒山楂6克，鮮荷葉1張，橘皮10克，白糖適量。

做　　法：①鮮荷葉洗淨後切成細絲，橘皮溫水浸泡洗淨。

②將橘皮荷葉一同加清水500毫升，小火煎煮半小時後濾渣取汁。

③加入適量白糖後即可。

用法用量：飲用。每天一劑，分為三、四飲完，可以經常飲用。

功　　效：對於肝鬱脾虛型脂肪肝有良好療效。

養生小語：荷葉有降血脂作用，富含荷葉鹼可以擴張血管，清熱解暑，有降血壓的作用，同時還是減肥的良藥。

米粉湯

材　　料：粳米100克，玉米粉50克，味精和食鹽適量。

做　　法：①粳米淘洗乾淨，玉米粉調糊。
②將粳米煮粥煮沸後放入玉米糊，攪勻後用小火煮粥。
③粥成加入適量味精和食鹽調味即可服用。

用法用量：每天服用一劑，分兩次服完。

功　　效：對於脾虛濕阻型脂肪肝有很好療效。

養生小語：煮玉米粥時放些小蘇打，還可避免玉米中的維生素B_1和維生素B_2流失。

冬瓜燉雞胸

材　　料：黃耆和黨參各10克，連皮冬瓜250克，雞胸肉200克，味精、食鹽和料酒各適量。

做　　法：①冬瓜切塊，雞肉切絲。
②將黃耆、雞肉和黨參一起加清水500毫升，用小火燉。
③到雞肉八分熟的時候放入冬瓜，加入料酒食鹽，一直燉到雞肉爛熟。
④加味精即可食用。

用法用量：吃肉喝湯隨量食用。

功　　效：對於脾虛型脂肪肝有明顯療效。

養生小語：冬瓜性寒涼，脾胃虛寒易泄瀉者慎用；久病與陽虛肢冷者忌食。

鮮菇豆腐煲

材　料：豆腐500克，鮮秀珍菇1000克，味精食鹽和香油各適量。

做　法：①豆腐隔水蒸20分鐘，冷卻後切塊。

②鮮秀珍菇洗淨後去除雜質，撕扯成小塊，連同豆腐一起放入砂鍋燉煮半個小時。

③加入味精食鹽和香油即可食用。

用法用量：可做為日常食品長期食用。

功　效：能有效治療脂肪肝。

養生小語：豆腐含鈣，小蔥含草酸，兩者融合生成草酸鈣，不易被人體吸收。這不僅破壞了豆腐的營養價值，而且還可能在體內形成結石，危害人體健康。

茴香炒蘿蔔

材　料：白蘿蔔250克，茴香100克，菜籽油適量，花椒20粒。

做　法：①白蘿蔔清洗乾淨後切條，茴香擇洗乾淨後切段。

②油鍋裡放入菜子油，油熱後放入花椒20粒，炸至焦黑後去除。

③放入蘿蔔炒至七成熟，放入茴香，翻炒至熟，加上味精、食鹽，勾芡後即食。

用法用量：隨量食用。

功　　效：對於痰阻氣滯型脂肪肝有很好的療效。

養生小語：茴香性溫，味辛。發霉的茴香不宜吃。陰虛火旺的人不宜食用。

荷葉粳米粥

材　　料：粳米100克，新鮮荷葉1張，茵陳15克，白糖適量。

做　　法：①粳米清洗乾淨，荷葉洗淨切碎，茵陳洗淨。

②先將荷葉和茵陳煎汁去渣，放入粳米煮粥，粥熟後加入白糖即可食用。

用法用量：早晚溫熱服用隨量。

功　　效：具有降脂減肥和清掃散淤的作用，適合脂肪肝患者食用。

養生小語：粳粟米粥，氣薄味淡，屬陽中之陰，所以能利小便。

決明菊花粥

材　　料：粳米50克，決明子10～15克，菊花10克，冰糖適量。

做　　法：①粳米淘洗乾淨，菊花溫水浸泡洗淨。

②將決明子在砂鍋內炒至有香氣，冷卻後和菊花一同煎汁。

③濾去渣滓，放入粳米煮粥，粥熟後加入冰糖調味。

用法用量：每天食用一劑，溫熱服用，五天到七天為一個療程。

功　　效：對於高血脂、高血壓和脂肪肝患者有療效，同時也對習慣性便秘有療效。

養生小語：將菊花與粳米一同煮粥，口味清爽，能清心、除煩、悅目、去燥。

醋蛋液

材　　料：鮮雞蛋1顆，米醋180毫升。

做　　法：①雞蛋洗淨，放入有蓋的搪瓷缸內，用米醋浸泡，密封48小時，直到蛋殼軟化。

②用筷子將蛋殼捅破並且攪勻，再封閉浸泡24小時即可食用。

用法用量：每日清晨飯前空腹飲服一次，每次20毫升，加溫開水80毫升混合後服用。服用後漱口刷牙。

功　　效：具有補肝消腫和降脂降壓的作用，適用於高血脂症、高血壓、動脈硬化、脂肪肝等患者服用。

養生小語：米醋具有散水、除濕、消毒殺菌的作用，對於腳趾部位出汗、潮濕、發癢有一定治療作用。

車草砂仁魚

材　　料：中等大小的鯉魚1條，砂仁10克，車前草和金錢草各60克。薑片和食鹽各適量。

做　法：鯉魚去鱗去腮去內臟清洗乾淨，上述材料一起加水同煮，魚熟即可食用。

用法用量：隨量食用。

功　效：適合脂肪肝患者食用。

養生小語：鯉魚的脂肪多為不飽和脂肪酸，能很好的降低膽固醇，可以防治動脈硬化、冠心病，因此，多吃魚可以健康長壽。

溫馨提醒：

脂肪肝病人的日常飲食護理：

1、血脂高的脂肪肝患者，要以低脂食品為主，多吃富含高纖維類食品，如香菇、粗麥粉、木耳、燕麥、玉米、海帶、大蒜、牛奶、甘薯、胡蘿蔔、花生、葵花籽、山楂、無花果等。這有助於增加飽足感及控制血糖和血脂。

2、營養過剩性脂肪肝患者要少吃高脂肪和油膩食品，同時也要少吃富含膽固醇的食品，如動物內臟、腦髓、蛋黃、魚卵、魷魚等。

3、脂肪肝患者要多吃低糖食品，不吃富含單醣和雙醣的食品，如冰淇淋、乾棗和糖果等。

4、戒菸戒酒，飲食一日三餐要有規律。選擇適合自身體質的運動方式，以長耐性和低強度的運動為宜。

5、脂肪肝患者服藥要慎重，對於一些降脂藥，要根據自身情況和醫囑服用。

第四節 肝硬化的食療方法

黃耆燉乳鴿

材　料：中等大小的乳鴿1隻、黃耆20克、敗醬草和黃精各15克、桃仁12克。

做　法：①將鴿子去毛去內臟清洗乾淨後切塊。

②將黃耆等中藥煎汁，二十分鐘後濾渣取汁，用藥汁煮燉乳鴿。

③加入食鹽薑片蔥花和料酒適量，燉至乳鴿酥軟時即可食用。

用法用量：隨量食用。

功　效：經常食用對緩解肝硬化症狀有明顯療效。

養生小語：乳鴿的骨內含豐富的軟骨素，常食能增加皮膚彈性，改善血液循環。

白參梨汁

材　料：梨汁100毫升，白參6克。

做　法：①白參洗淨後放入碗中，往碗中加少量水，隔水燉半小時到一小時。

②將隔水燉出來的人參液和梨汁攪勻。

用法用量：兩次服完，可長期服用。

功　　效：適合肝硬化患者，對於緩解症狀有效果。

養生小語：梨具有潤燥消風、醒酒解毒等功效，在秋季氣候乾燥時，人們常感到皮膚搔癢、口鼻乾燥，有時乾咳少痰，每天吃一兩個梨可緩解秋燥，有益健康。

雞草田螺湯

材　　料：田螺500克，雞骨草50～100克。

做　　法：將田螺在清水中放養兩三天，排盡體內廢物後，田螺尾部敲去少許，加入雞骨草，一起煮湯服食。

用法用量：每日服用一次。

功　　效：對於治傳染性黃疸型肝炎、慢性肝炎和早期肝硬化都有很好療效。

養生小語：吃螺不可飲用冰水，否則會導致腹瀉。

三豆燉白鴨

材　　料：中等大小的白鴨1隻，蠶豆、綠豆和紅豆各50克，紹興酒、大蒜、蔥、食鹽和薑適量。

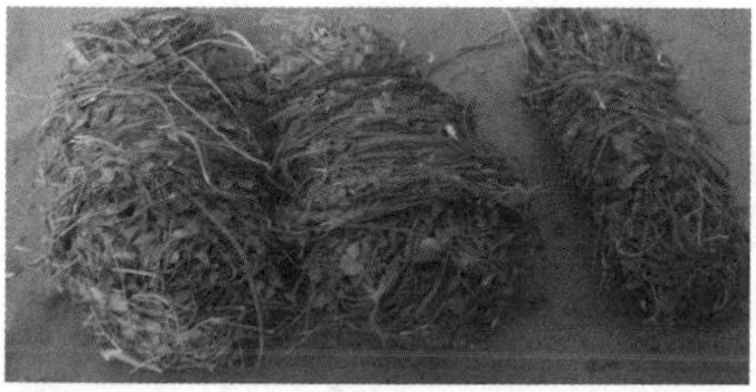

雞骨草

做　　法：①將蠶豆、綠豆和紅豆清水浸泡二小時。
②白鴨去毛去爪子去內臟；薑拍鬆，蔥切段。
③將上述材料一起放入鍋內，加入1500毫升清水煮燉，鴨肉軟爛即可食用。

用法用量：每天食用兩次，吃肉喝湯吃豆子。

功　　效：具有補氣血，消腹水的作用，適合肝硬化腹水患者食用。

養生小語：服溫補藥時不要吃綠豆食品，以免降低藥效。

茯黃豬肉湯

材　　料：瘦豬肉100克，佛手、陳皮和芝麻各6克，茯苓、黃耆和黨參各12克，白朮9克、，砂仁3克，蔥、薑等調味料適量。

做　　法：將上述材料一起入鍋文火燉爛，吃肉喝湯。

用法用量：隨量食用。

功　　效：適用於早期肝硬化、肝鬱脾虛患者食用，有很好的輔助療效。

養生小語：烹飪時適量添加陳皮，每次10克左右，不宜多放。適合食慾不振，脘腹脹滿，痰多咳嗽者食用。

紅豆鯉魚

材　料：鯉魚一條，紅豆100克，冬葵子15克，玉米鬚60克，白糖適量。

做　法：①鯉魚清洗乾淨後去鱗去內臟去魚頭，紅豆淘洗乾淨。

②將紅豆和鯉魚一同入鍋，加水2至3公升清燉，燉至魚熟豆爛，即可食用。

用法用量：將魚肉、豆和湯全部食完。

功　效：對於肝硬化腹水有很好療效。

注意事項：此道菜請勿放鹽。

養生小語：紅豆性平、味甘，具有健脾利水的作用，可以有效治療肝硬化腹水、營養不良性水腫等，如能配合烏魚、鯉魚或黃母雞同食，消腫力更好。

紅豆燉黑魚

材　料：一斤大小的生魚一條（生魚也叫黑魚、斑魚、蛇頭魚等），綠豆和紅豆各50克，大蒜和紹興酒各10克，蔥花、薑和食鹽各5克。

做　法：①把紅豆和綠豆放在清水中浸泡兩個小時。

②生魚宰殺後去內臟去腮，清洗乾淨後抹上紹興酒。

③放入清水600毫升，加入綠豆、紅豆、薑、蔥、鹽，燉煮一個小時即可食用。

用法用量：每次吃生魚肉50克，紅豆、綠豆和魚湯不限量，每天吃一次。

功　效：具有除濕健脾和利水消腫的功效，適合肝硬化腹水患者食用，能有效輔助治療。

養生小語：黑魚肉中含18種氨基酸和人體必需的鈣、磷、鐵及多種維生素，適用於身體虛弱、低蛋白血症、脾胃氣虛、營養不良、貧血之人食用。有瘡者不可食，令人瘢白。

烹飪指導：用黑魚做菜，注意選料，魚不能太大，一般8兩左右即可。這樣的魚齡一般在一年左右，可以維持魚肉鮮嫩。

溫馨提醒：

肝硬化患者的飲食禁忌：

1、不要多吃高脂肪食品，每天食用植物油以不超過50克為宜。

2、盡量少吃富含膽固醇的食品，以免加重肝臟的代謝負擔。豬腦、牛腦、豬腰、豬肝、鴨肝、羊肝、豬肚、豬心、雞、鴨，內臟、蟹黃、螃蟹、鯽魚、皮蛋、鹹鴨蛋、雞蛋黃、鴨蛋黃、雞蛋粉、水發魷魚、蝦皮等都富含膽固醇，要少吃。

3、戒酒，要少吃或者不吃油炸、油煎、燒烤和辛辣刺激性食品。

4、肝硬化患者，不要食用秋刀魚、青花魚、鮪魚和沙丁魚。這些魚類體內含有一種不飽和有機酸，很容易引起患者出血，所以要禁食。

5、晚期肝硬化腹水患者，要限制食鹽攝取量，以一天兩三克為宜。情況嚴重者還要禁食食鹽。

少吃或禁食含糖食品。不要吃粗纖維食品，也不要吃乾硬難消化的食品。食品要煮熟，肉類要軟爛，不要吃半生不熟的食品。

6、忌吃含高嘌呤的食物。嘌呤食品容易增加患者的腎臟負擔，而肝硬化患者的肝臟腎臟和心臟功能都比較弱。（每100克中嘌呤含量＜75毫克的食品：蘆筍、花椰菜、四季豆、青豆、豌豆、菜豆、菠菜、蘑菇、麥片、鯡魚、鱘魚、鮭魚、鮪魚、白魚、龍蝦、蟹、牡蠣、雞、火腿、羊肉、牛肉湯、麥麩、麵包等。每100克中嘌呤含量75毫克～150毫克的食品：扁豆、鯉魚、鱸魚、梭魚、鯖魚、貝殼類水產、燻火腿、豬肉、牛肉、牛舌、小牛肉、雞湯、鴨、鵝、鴿子、鵪鶉、野雞、兔肉、羊肉、鹿肉、肉湯、肝、火雞、鰻魚、鱔魚。）每100克中嘌呤含量150毫克～1000毫克的食品：胰臟、鳳尾魚、沙丁魚、牛肝、牛腎、肉汁。

7、要節制性生活，對於肝硬化失代償期的患者，則應禁止性生活。

8、不要過度勞累，保持樂觀情緒。任何病魔，只要有信心，就有治癒的可能，自身首先不能垮掉。

第五節 急、慢性膽囊炎的食療方法

一、急性膽囊炎的膳食食療方法

急性膽囊炎分為急性膽結石膽囊炎和急性非結石性膽囊炎。患者首先會感到右上腹部痛痛，隨症狀不同表現為脹痛或者劇痛，某些病人還會出現噁心嘔吐和低燒症狀。

藤汁沖雞蛋

材　料：黃瓜藤100克，新鮮雞蛋一個。

做　法：①黃瓜藤清洗乾淨切碎煎汁濾渣，取汁液100毫升。

②雞蛋打破攪勻，用黃瓜藤汁沖服雞蛋。

用法用量：每天服用一次。

功　效：具有清熱利膽的療效，適合急性膽囊炎患者服用。

養生小語：此法不適合虛寒體質者。

馬齒煎蘆根

材　料：蘆根25克，乾馬齒莧10克。

做　　法：一起煎汁。

用法用量：代茶飲。

功　　效：具有消炎利尿的效果，適合急性膽囊炎患者服用。

養生小語：蘆根有解毒之功，還有治療河豚中毒，可單用搗汁服，或配生薑、紫蘇葉等煎水飲。

烹飪指導：選擇蘆根以條粗均勻、色黃白、有光澤、無鬚者為佳。

二、慢性膽囊炎的膳食食療方法

中醫認為，慢性膽囊炎是由於肝膽鬱熱，疏泄失常所引起的，應當清利肝膽，疏肝行氣。慢性膽囊炎分為飲食停滯型、肝氣犯胃型和肝胃鬱熱型。

1、飲食停滯型膽囊炎的飲食膳食療法

主要表現症狀為噁心嘔吐、胃部鼓脹、脅肋痛痛、大便不爽、舌苔厚膩、脈滑。

山楂糖藥餅

材　　料：白糖、淮山和山楂各適量。

做　　法：將山楂除去內核，連同淮山一同蒸熟，待湯液冷卻後加入白糖攪拌均勻，壓為薄餅服食。

用法用量：一天服用一劑。

功　效：能有效治療慢性膽囊炎。
養生小語：食用山楂後要注意即時漱口刷牙，以防傷害牙齒。

砂仁胡椒豬肚湯

材　料：豬肚一個，陳皮和肉桂各3克，砂仁、胡椒和乾薑各6克，調味料適量。
做　法：①將上述中藥材一起包進紗布紮口，和豬肚一同煮至豬肚爛熟。
②將藥包去除，豬肚切片用調味料調味，吃肉喝湯。
用法用量：兩天服用一劑。
功　效：對慢性膽囊炎患者有很好的療效。
養生小語：胡椒中含胡椒辣鹼、胡椒脂鹼、揮發油和脂肪油，火候太久會使辣和香揮發掉，所以與肉食同煮的時間不宜太長。

紅棗燉豬肚

材　料：豬肚一個，砂仁10克，紅棗5顆，生薑15克，胡椒30克，食鹽適量。
做　法：①紅棗溫水浸泡洗淨去核，生薑洗淨切絲。
②豬肚清洗乾淨。
③上述材料一起放進豬肚中，加水適量，文火燉熟即可服用。

用法用量：每兩天服用一劑。

功　　效：適合慢性膽囊炎患者服用，有很好的輔助療效。

養生小語：發炎和上火的人要暫時禁吃胡椒，否則更容易動火傷氣。

2、肝氣犯胃型膽囊炎的飲食膳食療法

主要表現症狀為頻繁打嗝、胃部脹滿、大便不暢、脅肋痛痛，上述症狀容易受情緒影響。

檳榔膏

材　　料：檳榔200克，砂仁、豆蔻和丁香各10克，陳皮20克，食鹽適量。

做　　法：①將上述材料一起放入鍋中，加清水適量旺火煮沸後用文火慢煮。

②煮到湯液完全蒸發後，即可起鍋停火。

③冷卻後將檳榔取出，用刀剁為黃豆大小的碎塊。

用法用量：飯後服用幾粒。

功　　效：對於慢性膽囊炎患者有療效。

養生小語：檳榔果可以食用，沾滷水咀嚼，初次咀嚼者會臉紅，胸悶，屬於正常現象。

三七燉參棗

材　　料：紅棗10克，三七250克，丹參30克。

做　　法：①紅棗溫水浸泡洗淨後去核，三七洗淨去皮，丹參用紗布包好。
②將上述材料加水一同燉至熟後，取出藥包，加上適量味精和食鹽調味。
用法用量：每天服用一劑。
功　　效：適合膽囊炎患者服用，具有很好的輔助療效。
養生小語：丹參其味苦性微寒，具有活血通經、祛淤止痛、清心除煩、涼血消癰等作用，適用於血淤、血熱、血淤兼熱或血熱兼淤所致的各種病症，尤為婦科、內科及外科症屬血淤兼熱者所常用。

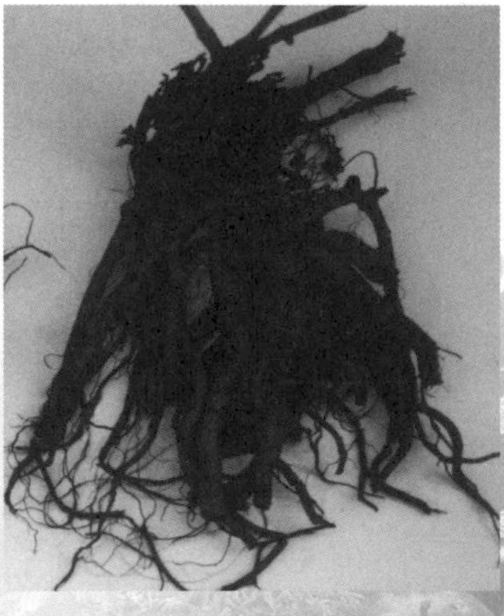
丹參

黃酒泡棗

材　　料：紅棗5顆，黃酒250毫升，青皮和茴香各15克。
做　　法：將紅棗、青皮和茴香，用黃酒浸泡密封容器，三天後即可飲用。
用法用量：每天兩次，每次20毫升，連續將黃酒服用完畢。
功　　效：對於慢性膽囊炎患者有療效。
養生小語：黃酒以白米、黍米為材料，一般酒精含量為14%～20%，屬於低濃度釀造酒。含有豐富的營養，人體自身不能合成必須依靠食物攝取八種必需氨基酸黃酒都具備，故被譽為「液體蛋糕」。

3、肝胃鬱熱型膽囊炎患者的飲食藥膳方法

主要表現症狀為胃部脹滿灼痛、心煩氣躁容易發怒、脅肋痛痛、泛酸嘈雜、口腔乾燥發苦、舌質紅苔黃。

牛蘿炒豬肉

材　料：瘦豬肉150克，牛蒡子10克，胡蘿蔔絲100克，調味適量。

做　法：①瘦豬肉洗淨，用開水汆去血污切成絲。

②牛蒡子洗淨水煎取汁，加澱粉調成糊備用。

③炒鍋放素油燒熱後，下肉絲爆炒，放入胡蘿蔔和牛蒡澱粉汁，炒熟即成。

用法用量：每天服用一劑。

功　效：適合慢性膽囊炎患者食用。

養生小語：牛蒡子性寒，滑腸通便，氣虛便溏者慎用。

竹草白米粥

材　料：白米50克，竹葉10克，金錢草30克。

做　法：①竹葉和金錢草洗淨後放入清水，浸泡5分鐘到10分鐘，加水煎汁。

②白米淘洗乾淨，倒入藥汁中煮粥，調入白糖即可。

用法用量：每天服用一劑。

功　效：對於慢性膽囊炎患者有療效。

養生小語：金錢草性微寒，味甘、鹹。可以清熱利濕，通淋，消腫。用於疔瘡腫毒、蛇蟲咬傷及燙傷等症，可用鮮金錢草搗汁飲服，以渣外敷局部。

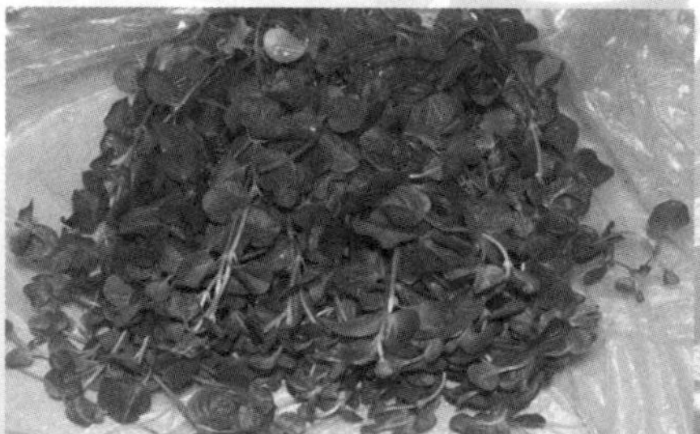

金錢草

蒲公英燉豬肉

材　料：瘦豬肉100克，鮮蒲公英150克。

做　法：①瘦豬肉洗淨後切塊，鮮蒲公英洗淨。

②將瘦豬肉燉爛後，放入蒲公英和調味調味，再煮一、兩分鐘即可食用。

用法用量：每天服用一劑。

功　效：對於慢性膽囊炎患者有療效。

烹飪指導：新鮮蒲公英要選擇葉片乾淨、略帶香氣者。

養生小語：蒲公英又稱尿床草，對於利尿可是有非常好的效果。花朵煎成藥汁可以去除去雀斑。

溫馨提醒：

膽囊炎患者的日常飲食護理：

1、限制高脂肪和高膽固醇食品，不要吃刺激性的辛辣食品，忌食油炸和油膩食品。

2、不要進食過冷過熱的食品。

3、不要進食引起脹氣的食品，以免加重病情。容易引起脹氣的食品有：芹菜、韭菜、黃豆、馬鈴薯、甘薯、毛豆、竹筍、蒜苗、大蒜等。

4、急性膽囊炎發作時期不要進食，要讓膽囊獲得充分休息，以緩解痛痛。禁食期間可以多飲水，用靜脈輸液來補充營養。待病情好轉後，可以進食一些高碳水化合物的食品，比如米湯、果汁、果汁凍、杏仁茶、藕粉等。患者適應後可增加一些流脂和半流脂食品，如米粥、麥片、麵包、餅乾（少油）及少量的碎軟蔬菜、水果等。要掌握好脂肪的攝取量，脂肪過高固然不好，但是脂肪過低，會影響人體對脂溶性維生素的吸收。

當膽囊炎患者急性期消失後，應從無脂飲食改為低脂飲食。急性膽囊炎的患者不要進食牛奶、蘿蔔、洋蔥等容易產生刺激和氣體的食品；肉湯、雞湯、牛奶、蛋黃等食品也要禁食。

第六節 膽結石的食療方法

膽結石是最常見的消化疾病之一。膽結石是膽管樹內（包括膽囊）形成的凝結物，主要表現症狀是腹痛和急性炎症。

缺少運動、體質肥胖、多次妊娠、不吃早餐、餐後零食等都會引發膽結石。同時，遺傳因素和肝硬化患者，也容易形成膽結石。

膽結石的飲食食療方法如下：

狗寶蒸豬肝

材　料：豬肝半斤，狗寶1.5克，大金錢草60克。

做　法：①豬肝洗淨，用開水汆去血污，再用清水洗淨，切片。

②狗寶和大金錢草洗淨，搗碎研成細末。

③將上述藥粉和豬肝片攪勻，加蔥段薑片在篦子上蒸半個小時。

④用食鹽味精調味即可食用。

用法用量：隨量食用。

功　　效：具有疏肝利膽的功效；對於化解膽道結石有很好的輔助療效。

養生小語：豬肝中含有豐富的維生素A，常吃豬肝，可逐漸消除眼科病症。

鬚草汁

材　　料：黃芩、廣木和香鬱金各15克，茵陳25克，玉米鬚20克，川楝子9克，虎杖30克，白糖適量。

做　　法：①將以上所有藥材一同放入砂鍋中，加清水煎汁。
②濾渣取汁後放入白糖，攪勻後即可食用。

用法用量：隨量服用。

功　　效：具有清肝利膽的功效，對於膽結石和肝膽氣滯有很好的療效。

養生小語：黃芩為唇形科多年生草本植物，藥用根莖，有清熱燥濕安胎涼血的作用，別名黃金茶，用來泡茶喝，有清涼敗火、消炎祛暑的功能。

金錢草甜粥

材　　料：粳米50克，新鮮金錢草60克，冰糖15克。

做　　法：①粳米淘洗乾淨，新鮮金錢草洗淨煎汁。
②將粳米倒入金錢草的藥汁中，煮粥，放入冰糖攪拌均勻即可食用。

用法用量：隨量服用。

功　　效：具有清熱祛濕，利膽退黃的功效，對於濕熱蘊積於肝膽，膽道結石，肋下常痛，厭食油膩等症狀都有很好的輔助療效。

養生小語：冰糖的作用一是為了增加甜度，中和多餘的酸度，並且有祛火的功效，它還是和菊花、枸杞、山楂、紅棗等搭配的極好調味料。

白茅根炒豬肉

材　　料：瘦豬肉500克，鮮白茅根50克，味精、食鹽適量。

做　　法：①瘦豬肉洗淨，倒入沸水汆去血污，切成片。
②鮮白茅根洗淨，切成小段，和豬肉一同放入砂鍋中，加蔥、薑、清水適量。
③旺火燒開，轉至小火慢燉，揀出白茅根和蔥薑，加入味精食鹽調味即可食用。

用法用量：隨量食用。

功　　效：具有清熱利濕的功效，適合膽道結石、肝膽濕熱和脅痛隱隱症狀的患者服用，有很好的輔助治療作用。

養生小語：白茅根味甘性寒，善清肺、胃之熱，因它有利水作用，故能導熱下行。它的特點是：味甘而不泥膈，性寒而不礙胃，利水而不傷陰，尤以熱症而有陰津不足現象者，最為適用。

玉米鬚茶

材　料：玉米鬚50克。

做　法：將玉米鬚放入砂鍋，加水適量，文火煎煮20分鐘，取汁代茶飲。

用法用量：代茶飲用。

功　效：具有清熱利膽的功效，適合膽道結石患者服用，具有很好的輔助療效。

養生小語：玉米鬚中含有大量的賴氨酸，治療癌症有顯著的效果。玉米鬚中還含有一種抗癌因子——谷胱甘肽，可防止致癌物在體內形成。

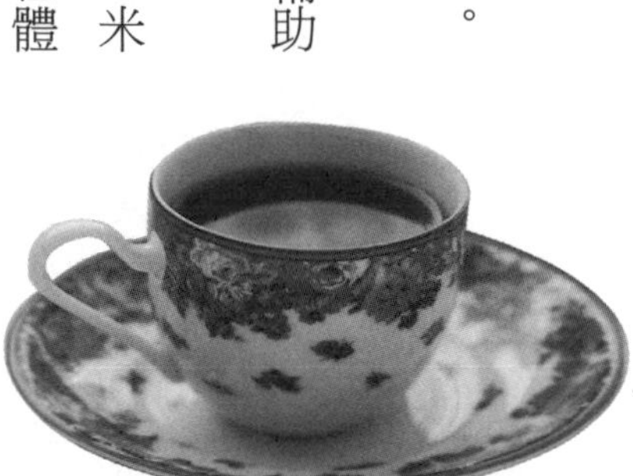
玉米鬚茶

陳皮辣牛肉

材　料：牛肉1.5公斤，乾辣椒絲10克，植物油1公斤，生薑、蔥段、醬油和陳皮絲各50克，黃酒15克，味精3克，白糖25克，精鹽6克，麻油、食醋、花椒、糖色、鮮高湯各適量。

做　法：①牛肉洗淨後放入開水中氽去血污腥臊，再用清水洗淨切成粗絲。

②炒鍋油燒熱後，將牛肉絲入鍋炸乾，撈出後控油。

③炒鍋內留下餘油50克，將適量花椒炸焦。

④將花椒取出，再放入食醋、生薑絲、蔥段、陳皮絲、乾辣椒絲。

⑤炒出香味後烹入醬油、黃酒和鮮高湯，加入味精、精鹽和白糖。

⑥將鍋內湯汁調和成適合自己口味後，放入牛肉絲。

⑦小火慢燉至湯汁濃稠，淋入麻油適量即可。

用法用量：隨量食用。

功　效：具有補養氣血、疏肝利膽和滋補脾胃的功效，十分適合膽結石患者食用，對於膽結石症狀具有良好的輔助療效。

養生小語：牛肉的營養價值高，古有「牛肉補氣，功同黃耆」之說。手術後的病人，可用牛肉加紅棗燉食。

溫馨提醒：

膽結石患者的日常飲食護理：

第一、少吃生冷、油膩油炸、高蛋白和刺激性的食品；多吃富含維生素A和維生素C的蔬菜和水果，以及魚類海產類食品。每晚一杯牛奶，或者早晨一顆煎雞蛋，能有效減少膽汁在膽囊中的停留時間，預防膽結石和膽囊炎的發生。

第二、注意生活要有規律，不要暴飲暴食，少吃偏酸食品。注意勞逸結合，經常運動，一日三餐定時定量。女性要減少妊娠的次數。

第三、堅果內富含大量健康脂肪，多吃堅果可以降低膽結石發病率。

第四、研究發現，吃糖越多，膽結石的發生率也就越高。所以預防膽結石要盡量少吃糖。

第五、多吃生薑和薑製品，比如薑茶、糖薑和醃薑等，可預防膽結石的發生，緩解膽結石症狀。

第七章

呼吸疾病的中醫食療菜單

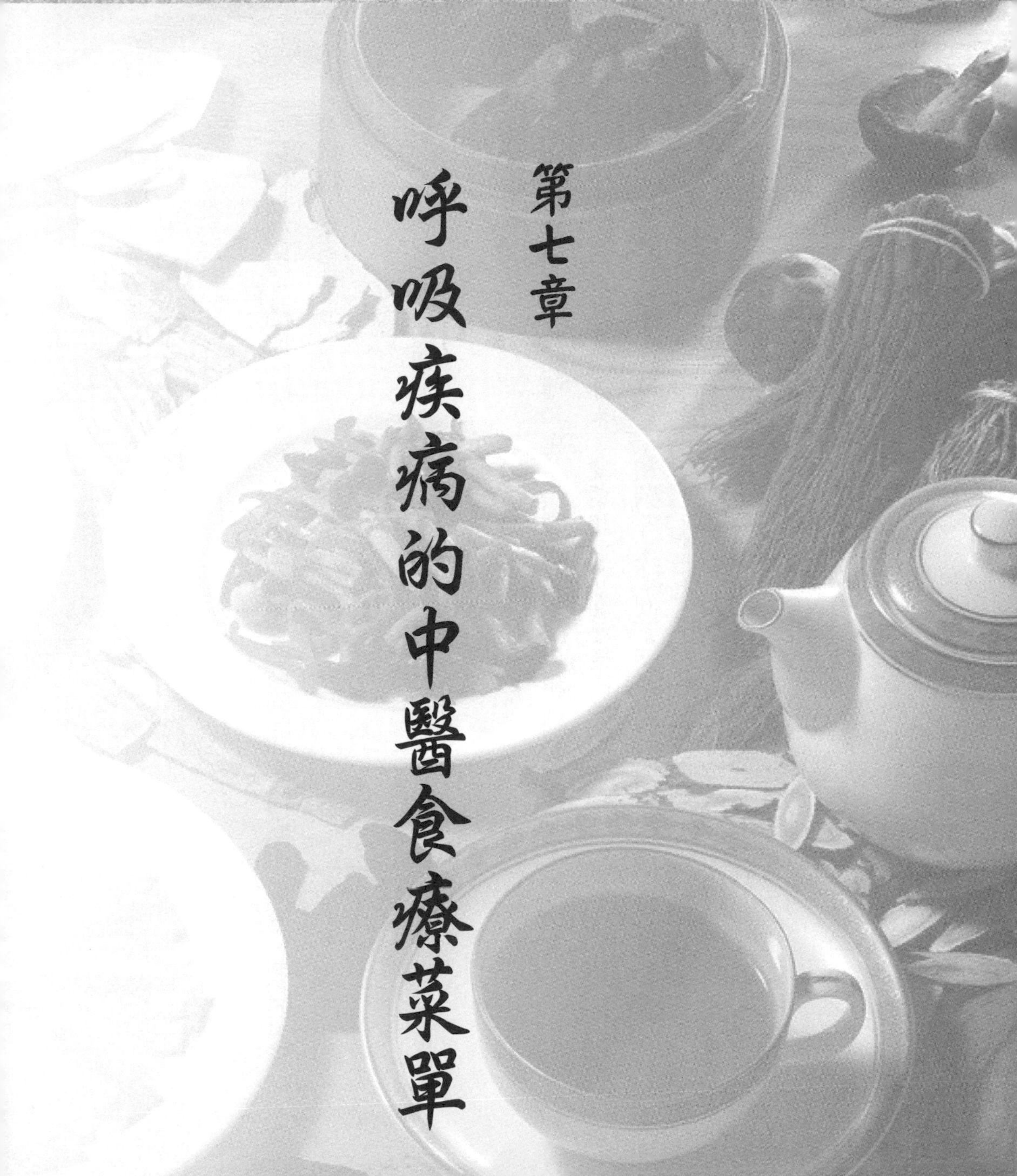

第一節 感冒的食療方法

感冒俗稱傷風，屬於呼吸系統疾病的一種。感冒的症狀表現為：鼻塞、頭痛、咳嗽、惡寒發燒、全身不適等。

治感冒常用的食療方法如下：

蘇荊薑糖茶

材　料：茶葉6克，紅糖30克，生薑10克，蘇葉和荊芥各10克。

做　法：①生薑剁碎成細末，蘇葉和荊芥洗淨後研成粗末。
②將生薑末、蘇葉末和荊芥末連同茶葉一起用開水沖泡。
③浸泡一段時間後加入紅糖攪勻，用火煮沸後即可。

用法用量：趁熱服下，喝後馬上蓋上厚被子發汗。如果不能有效排寒，一小時後還可以再服用一次。

功　效：可以有效緩解身體痠痛和畏寒怕冷的症狀，對於風寒感冒患者有良好的治療效果。

養生小語：夏季氣溫高，有些食品不宜保存，新鮮程度低，若在燒菜時放些生薑，既可調味，又可解毒。

薑蔥菜米粥

材　料：大白菜半棵，粳米50克，生薑10克，蔥白20克。

做　法：①大白菜切片，粳米淘洗乾淨。

②粳米加水熬粥，沸騰後加入切片的大白菜、切段的大蔥白和生薑。

③煮至白菜、大蔥變軟，粥液黏稠時，起鍋停火加少許食鹽調味後即可食用。

用法用量：隨量食用。

功　效：具有發汗驅寒、調和胃氣的作用，十分適合老年風寒感冒患者服用。

養生小語：大白菜含有的許多成分具有防癌抗癌的作用，在防癌食品排行榜中白菜僅次於大蒜。

薺菜豆腐湯

材　料：豆腐100克，火腿50克，高湯1000克，生薑10克，芥菜30克，胡椒粉、香菜末和食鹽各適量。

做　法：①豆腐切塊和火腿絲混合，加少量花醬油微煸炒。

②加入高湯和生薑，煮沸後放入芥菜、胡椒粉、香菜末和少量食鹽調味後服用。

用法用量：隨量食用。

功　效：具有散寒止痛、補中和胃和增進食慾的功效，十分適合風寒感冒患者服用。

養生小語：薺菜可寬腸通便，故便溏者慎食。

薄荷甜米粥

材　料：薄荷15克，冰糖適量，粳米60克。

做　法：①薄荷洗淨後煎汁，粳米淘洗乾淨。②將粳米煮粥，粥快要熟時，加入薄荷汁和冰糖，稍煮片刻即可。

用法用量：溫熱服用，服用後出汗最好。

功　效：此粥具有疏散風熱、補益腸胃和排汗的效用，對於新感風熱感冒的患者有明顯療效。

養生小語：薄荷辛以發散，涼以清熱，清輕涼散，為疏散風熱常用之品，故可用治風熱感冒或溫病初起。

菊桑苦竹茶

材　料：苦竹葉15克，菊花和桑葉各6克，薄荷3克，蜂蜜少許。

做　法：上述材料加適量水煮沸，即可食用。

用法用量：代茶頻服。

功　效：具有清肺散熱、迅速解除發燒頭痛的作用，對於風熱感冒症狀療效顯著。對於患有高血壓或頭痛、目糊的患者也很適用。

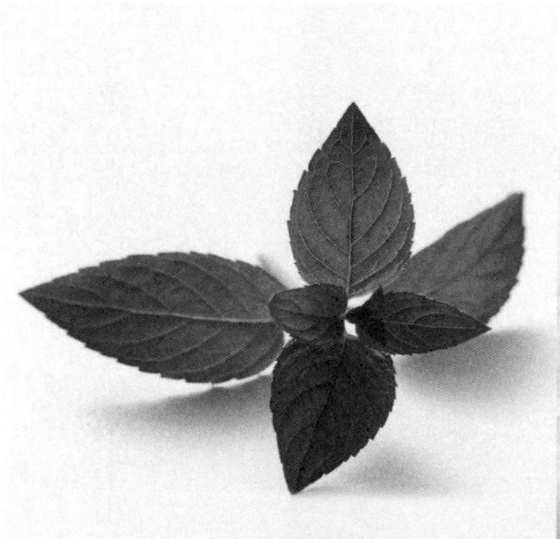

薄荷

養生小語：菊花對治療眼睛疲勞、視力模糊有很好的療效，中國自古就知道菊花能保護眼睛的健康，除了塗抹眼睛可消除浮腫之外，平常就可以泡一杯菊花茶來喝，能消除眼睛疲勞，如果每天喝三到四杯的菊花茶，對恢復視力也有幫助。

沙參蒸雪梨

材　料：雪梨1個，沙參10克，薄荷2克，貝母6克，冰糖適量。

做　法：①雪梨去皮去核清洗乾淨並切成兩瓣。
②將沙參、薄荷、貝母和冰糖一起放入雪梨內，兩瓣合起來放在碗內。
③隔水蒸熟後即可食用。

用法用量：一早一晚兩次，連續吃數天。

功　效：具有潤燥止咳，化痰宣肺的良好作用，十分適合兒童和老年人的風熱感冒症狀。對於風熱感冒引起的咽乾咳嗽、肺熱痰黃、津傷口渴和大便燥結等症狀，都有很好的治療效果。

養生小語：雪梨有降低血壓和養陰清熱的效果，所以高血壓、肝炎、肝硬化病人常吃梨有好處。

溫馨提醒：

感冒患者的飲食禁忌：

風寒感冒者不要吃生冷寒涼的食品，要吃辛辣溫熱有助於發汗的食品；而風熱感冒患者，則要忌食刺激辛辣的熱性食品，多吃清熱利咽和辛涼寒性食品。

風寒感冒患者宜吃的溫熱性或平性食物有：芫荽、辣椒、花椒、肉桂、白米粥、砂仁、金桔、檸檬、佛手柑、洋蔥、生薑、紫蘇、蔥白、南瓜、薄荷、青菜、扁豆、紅豆、黃豆芽、豇豆、杏子、桃子、櫻桃、山楂等；

風熱型感冒患者宜吃的寒涼性或平性食物有：地瓜、綠豆、蘿蔔、蘋果、柿霜、枇杷、柑、橙子、奇異果、草莓、羅漢果、無花果、旱芹、水芹、菊花腦、蕹菜、莧菜、菠菜、金銀花、金針、萵苣、枸杞頭、豆腐、麵筋、冬瓜、橄欖、瓠子、荷葉、絲瓜、白菊花、膨大海、馬蘭頭、綠豆芽、柿子、梨子、香蕉、西瓜、苦瓜、甘蔗、蕃茄等。

第二節 哮喘的食療方法

哮喘是支氣管哮喘的簡稱，呼吸困難、氣急、咯痰、咳嗽、肺內可聽到哮鳴音，尤其是呼氣時哮鳴音更加明顯。此病多在春秋季節或天氣變寒的時候發作，是一種過敏性疾病，少兒和青少年發病率較高。這類哮喘來得快去得也快，呼吸困難是其主要特點。如果反覆發作極有可能發展成肺心病或肺氣腫。

治療哮喘的常用藥膳食療方法如下：

陳醋煮雞蛋

材　料：陳醋50毫升，雞蛋1個。

做　法：陳醋和雞蛋一起放入鍋內煮，雞蛋煮熟後再煮五分鐘即可。

用法用量：每天服用兩劑，連續服用四劑。

功　效：喝醋吃蛋，對於哮喘患者療效明顯。

養生小語：「少鹽多醋」是中國人傳統的健康飲食之道，如果能善用醋來增加菜餚風味，以減少用鹽，確實能降低罹患高血壓、動脈硬化、冠狀動脈心臟病、中風等疾病的風險。

豆腐蘿蔔汁

材　料：豆腐一斤，生蘿蔔汁一杯，麥芽糖100克。

做　法：將上述材料混合後一起煮開即可。

用法用量：每天分早晚兩次服用完畢。

功　效：對於肺實型的哮喘病患者療效顯著。

養生小語：豆腐含有豐富的植物雌激素，對防治骨質疏鬆症有良好的作用。

豆腐麻仁湯

材　料：豆腐100克，麻黃6克，杏仁5克。

做　法：將豆腐、杏仁和麻黃一起煮一個小時，去掉藥渣，喝湯吃豆腐。

用法用量：隔日服用和每天服用皆可。

功　效：對於哮喘症狀有明顯療效。

養生小語：豆腐營養豐富，含有鐵、鈣、磷、鎂等人體必需的多種微量元素，素有「植物肉」之美稱。兩小塊豆腐，即可滿足一個人一天鈣的需求量。

絲瓜汁

材　料：中等大小的鮮嫩絲瓜5條。

做　　法：將絲瓜洗淨後切碎，加水適量煎汁口服。

用法用量：每次30毫升，一天服用三次。

功　　效：對於哮喘很有療效。

養生小語：絲瓜汁水豐富，宜現切現做，以免營養成分隨汁水流失。

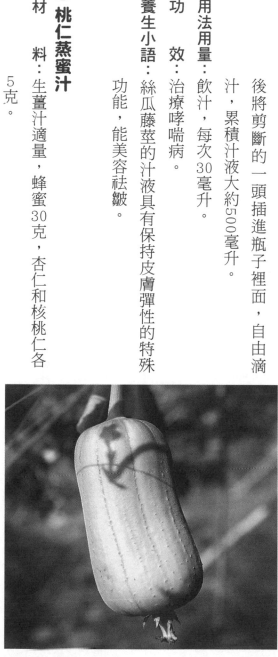

絲瓜藤汁

材　　料：絲瓜藤適量。

做　　法：絲瓜藤從根部距離地面一米處剪斷，洗淨後將剪斷的一頭插進瓶子裡面，自由滴汁，累積汁液大約500毫升。

用法用量：飲汁，每次30毫升。

功　　效：治療哮喘病。

養生小語：絲瓜藤莖的汁液具有保持皮膚彈性的特殊功能，能美容祛皺。

桃仁蒸蜜汁

材　　料：生薑汁適量，蜂蜜30克，杏仁和核桃仁各5克。

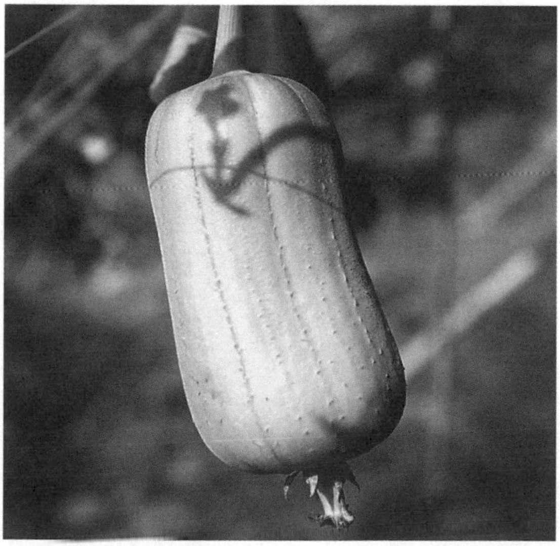

絲瓜

做　法：將蜂蜜和杏仁、核桃仁一起隔水蒸熟，加入生薑汁（以20滴為宜）。

用法用量：一次服用完。每隔兩天服用1次，連續服用五次到七次。

功　效：對於哮喘有療效。

養生小語：苦杏仁能止咳平喘，潤腸通便，可治療肺病、咳嗽等疾病。還有美容功效，能促進皮膚微循環，使皮膚紅潤光澤。

核桃仁燉豬蹄

材　料：豬蹄250克，生薑15克切片，核桃仁30克。

做　法：將豬蹄生薑和核桃仁一起燉熟。

用法用量：每天吃三次，一、兩天內吃完。

功　效：對於哮喘病日久不癒，反覆發作的腎虛患者療效顯著。

養生小語：核桃含有較多脂肪，所以不要一次吃得太多，否則會影響消化；上火、腹瀉的人不宜吃。一般來說，每天服用核桃仁的量，應在40克左右，大約相當於四、五個核桃。

飴糖豆腐汁

材　料：飴糖100克，生蘿蔔汁半杯，豆腐一碗。

做　法：將上述材料一起煮沸食用。

用法用量：一天兩次服完。
功　效：長期服用對於哮喘很有療效。
養生小語：飴糖性溫，味甘。適宜慢性支氣管炎、肺燥乾咳無痰者食用。

北瓜糖薑汁

材　料：中等大小的北瓜1個，麥芽糖和薑汁適量。
做　法：①北瓜洗淨切碎，和等量的麥芽糖混合，加清水適量在砂鍋中煮至極爛。
②濾渣再煮，一直到湯汁濃縮。
③按照一斤瓜汁中加入二兩薑汁的量，加入生薑汁攪勻即可食用。
用法用量：每天服一匙，一天服用二到三次，用開水沖服。
功　效：可以有效治療哮喘。
養生小語：北瓜形如南瓜而較小，又稱為桃南瓜，皮色紅黃似金，故又稱金瓜。性味甘平，無毒，具有潤肺止喘功效。

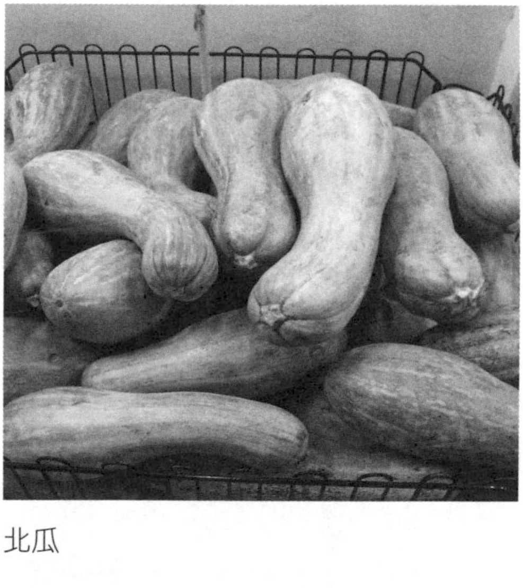

北瓜

溫馨提醒：

哮喘患者的飲食禁忌：

1、禁食菸酒和辛辣刺激性的食品，宜食清淡食品和新鮮蔬果，多吃動物肝臟、瘦肉和豆漿等。

2、對於海腥發物（發物是指容易誘發各種疾病的食品）食品，海蝦、蟹、帶魚、橡皮魚、海鰻、黃魚等許多無鱗魚要禁止食用。

3、乳類和蛋類食品要盡量少吃，比如雞蛋、鴨蛋、牛奶、羊奶、馬奶及乳酪、奶油等，裡面富含的大量蛋白，很容易對哮喘病人造成刺激。

4、不要吃生冷寒涼食品，也不要吃過甜的食品。

5、哮喘病患者不宜食用薺菜和鳧肉、烏梅，不宜過多食用鮒魚和白鱔等食品。

第三節 慢性支氣管炎的食療方法

細菌和病毒重複感染導致支氣管發生炎症，容易引發氣管炎。慢性支氣管炎起病前，多數有急性支氣管炎、流感或肺炎等急性呼吸道感染史。慢性支氣管炎反覆持續發作，常伴有肺心病和肺氣腫等併發症。臨床表現為咳痰、長期咳嗽或伴有喘息等。

下面主要介紹慢性支氣管炎的藥膳食療方法：

枇杷葉煮肉絲

材　料：瘦豬肉150克，枇杷葉10克，食鹽、味精、麻油適量。

做　法：①瘦豬肉清洗乾淨後，用開水汆去血污切絲。

②枇杷葉洗淨刷去細毛，切碎，用布包好。

③先將枇杷葉包放入清水中旺火燒開，煮五分鐘到十分鐘後，去除藥包放豬肉絲。

④煮熟後根據自己口味加食鹽、味精、麻油調味即可食用。

用法用量：隨量食用。

功　效：具有潤肺化痰的作用，對於慢性支氣管炎引起的吐黃色濃痰、咳嗽或者肺燥咳嗽，乾咳痰少、咳血等症狀，有明顯療效。

養生小語：枇杷葉味苦、微辛，性微寒。凡肺熱痰嗽者，可與桑白皮、杏仁、竹瀝、大黃等搭配，以清肺瀉熱，化痰止咳；凡老幼暴吐服藥水止者，可與半夏、生薑同用，以加強止嘔之功。

荸薺麥冬湯

材　料：荸薺100克，冰糖適量，麥門冬15克擇淨。

做　法：①荸薺去皮洗淨後切片，和麥門冬一起放入鍋內煮熟。②旺火煮沸後放入冰糖，小火煮至湯濃即可食用。

用法用量：每日服用兩次。

功　效：具有潤肺養陰和生津除煩的作用，對於慢性支氣管炎引起的口乾口渴、心煩不眠、咳嗽和大便秘結等具有很好療效。

養生小語：荸薺是寒性食物，有清熱泄火的良好功效，兒童和發燒病人最宜食用。每次十個左右為宜。

沙參煮兔肉

材　料：兔肉250克，沙參15克，蔥薑、食鹽、味精各適量。

做　法：①兔肉洗淨，開水汆去血污，再用清水洗淨，切成小塊。

②連同沙參一同放入鍋中，加清水適量煮沸。

③放入蔥薑、食鹽、味精等調味，煮至肉熟湯濃即成。

用法用量：每週可食用兩三次。

功　效：具有養胃生津和清養肺陰的作用，適合慢性支氣管炎咽乾口渴、乾咳痰少，舌絳少津、勞嗽痰血、胃脘隱痛、食慾減少、大便乾燥結塊和小便短黃等症狀的患者食用。

養生小語：兔肉在國外被稱為「美容肉」，具有補中益氣、滋陰養顏、生津止渴的作用，可長期食用，又不引起發胖，是肥胖者的理想食品。

芥菜豬肉絲

材　料：瘦豬肉150克，芥菜葉500克，食鹽、蔥、薑、味精和料酒等調味各適量。

做　法：①瘦豬肉洗淨切絲勾芡，芥菜葉清洗乾淨。

②鍋中放適量清水旺火煮沸後放進豬肉絲。

③豬肉快熟的時候放入調味和芥菜葉，再煮沸一兩次即可服用。

用法用量：每天服用一次。

功　效：具有驅寒解表和宣肺豁痰的作用。適合慢性支氣管炎的急性發作患者食用，對於慢性支氣管炎引起的噁心嘔吐、咳嗽痰稀、胸悶氣憋、頭身痛痛、胃脘冷痛等症狀都有療效。

養生小語：芥菜組織較粗硬、含有胡蘿蔔素和大量食用纖維素，故有明目與寬腸通便的作用，可做為眼科患者的食療佳品，還可防治便秘，尤適於老年人及習慣性秘者食用。

蛤蚧燉羊肉

材　料：羊肉500克，蛤蚧2個，食鹽、雞粉、乾薑和蔥段等調味適量。

做　法：①羊肉清洗乾淨，倒入開水汆去血污和腥臊，再用清水洗淨。

②將羊肉切塊，和洗乾淨的蛤蚧一同放入鍋中，加清水適量文火煮沸。

③放入調味，煮至肉熟湯濃即可服食。

用法用量：每週食用兩三次。

功　效：具有補益肺腎和納氣平喘的功效，適合慢性支氣管炎患者食用。

養生小語：蛤蚧可以補肺氣，助腎陽，定喘嗽。用於肺腎兩虛，納氣無力，久咳氣喘，常與人參同用。

川貝蒸雪梨

材　料：雪梨兩個，貝母5克，白糖適量。

做　法：①雪梨洗淨削去核切塊，貝母研磨成細粉。

②將貝母和雪梨一起放入碗中，加入白糖隔水蒸熟即可食用。

用法用量： 一天服用一劑。

功　　效： 清熱潤肺、化痰止咳，適合慢性支氣管炎患者食用，對於久咳，痰少咽燥，咯痰黃稠等症狀有明顯的輔助療效。

養生小語： 中醫認為，秋令不養生，燥邪最容易傷人津液，引起咽乾、鼻燥、聲嘶、乾咳、皮膚乾燥等。在這一時期最好多吃雪梨、鴨梨，生食能夠清火生津，熟食可滋陰潤肺。

白胡煮瘦肉

材　　料： 瘦豬肉250克，前胡和白前各10克，調味適量。

做　　法： ①將切好的豬肉和包有前胡和白前的藥包放入鍋中，加清水適量。

②煮至豬肉熟後，去除藥包，添加調味，再煮沸一兩次即可食用。

用法用量： 每天服用一劑。

功　　效： 具有降氣、祛痰和止咳的功效，適合慢性喘息性支氣管炎、咳嗽痰多而不爽、氣逆喘促等症狀的患者服用，具有很好的輔助治療效果。

養生小語： 前胡性微寒，味苦、辛。可以散風清熱，降氣化痰。用於風熱咳嗽痰多、痰熱喘滿、咯痰黃稠。

燕窩百合蒸

材　料：燕窩10克，百合30克，冰糖適量。

做　法：燕窩泡發洗淨，和百合及冰糖一起隔水蒸熟即可食用。

用法用量：每天服用一次。

功　效：具有養陰潤肺的功效，對於慢性支氣管炎患者很有療效，適合口乾咽燥、心悸氣促和乾咳痰少等症狀。

養生小語：燕窩含有大量的黏蛋白、糖蛋白、鈣、磷等多種天然營養成分，有潤肺燥、滋腎陰、補虛損的功效，有助於抵抗傷風、咳嗽和感冒。對吸菸和患有呼吸道疾病者最有效，是協助病後恢復健康的最佳營養品。

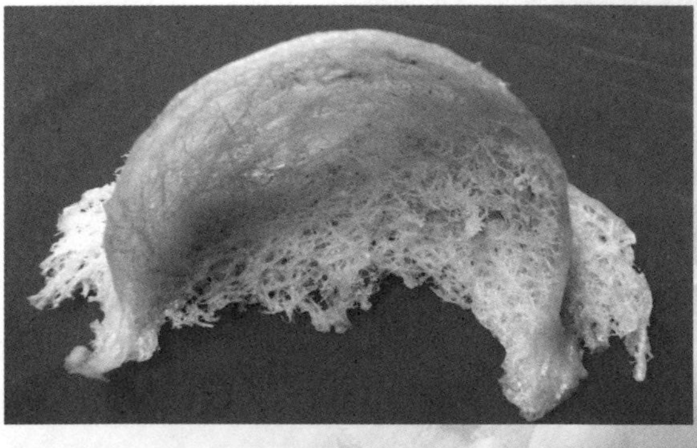

燕窩

豬肺薏仁粥

材　料：豬肺500克，粳米100克，薏仁50克，料酒、蔥、薑、食鹽、味精各適量。

做　法：①將豬肺放入清水中，加入料酒煮至七成熟，撈出來切成丁。

②然後和白米、薏仁一起煮，並放入蔥、薑、食鹽、味精等調味。

③旺火煮沸後改文火煨燉，粳米軟爛後即可食用。

用法用量：可以做為家常飯食用。

功　效：適合慢性支氣管炎患者，具有很好的輔助療效。

溫馨提醒：

慢性支氣管炎患者的日常調理：

1、要注意預防感冒。感冒容易誘發慢性支氣管炎的發作，預防感冒也就能有效預防慢性支氣管炎的發生或急性發作。

2、飲食要清淡，少吃辛辣刺激和油膩葷素的食品，要戒菸多喝茶。

3、採用腹式呼吸。腹式呼吸的具體方法是，吸氣時腹部盡量鼓起來，呼氣時腹部盡量凹下去。腹式呼吸能有效增加肺活量，促進和保持呼吸道通暢，對於減少慢性支氣管炎的發作有良好作用。每天鍛鍊兩三次，每次堅持十分鐘到二十分鐘。

4、適當休息，堅持鍛鍊，避免過敏氣體，比如粉塵、一氧化碳、煤氣和二氧化碳等。這些氣體會刺激支氣管，誘發或者加重病情的發生。

第四節 肺氣腫和肺心病的食療方法

肺氣腫的發病原因目前沒有確切的論斷。引起慢性支氣管炎的各種因素，比如大氣污染、吸菸和感染、過敏、職業性粉塵和有害氣體的長期吸入等，均可引起阻塞性肺氣腫。肺氣腫剛開始沒有明顯症狀，很容易被忽視。但是它的危害性很大，容易對肺部和身體其他器官造成嚴重危害，患者萬萬不能掉以輕心。

肺心病是老年常見病，是肺源性心臟病的簡稱。其病變的三個階段是：慢性支氣管炎反覆發作，誘發阻塞性肺氣腫的發生，最後導致肺心病。

一、治療肺氣腫的常用藥膳食療方法如下：

萊菔米粥

材　料：粳米100克，萊菔子15克。

做　法：將萊菔子研末，和粳米一同煮粥。

用法用量：早晚溫熱食用。

功　效：具有化痰平喘，行氣消食的作用，對於老年慢性氣管炎、肺氣腫有明顯療效。

養生小語：萊菔子和人參相沖相剋，所以服用此藥膳期間不能服用人參。

黨參燉排骨

材　料：豬排骨200克，黨參和薏仁各30克，淮山15克，調味料適量。

做　法：①豬排骨清洗乾淨，倒入開水中汆去血污和腥臊，再用清水洗淨切塊。

②將薏仁、黨參、淮山和排骨，一同煮成湯，加調味料適量即可。

用法用量：隨量食用。

功　效：具有益肺補腎、健脾祛濕的作用，適合肺氣腫患者食用，對胸悶氣憋、動則氣促等症狀有很好的輔助療效。

養生小語：黨參的作用比人參弱，但功能基本相似，且價格遠比人參低，所以除病情危急者外，一般都可用黨參代替人參。

玉竹白糖汁

材　料：玉竹250克，白糖300克。

做　法：①玉竹洗淨後煎汁，二十分鐘後取第一道汁，連續煎三道汁。

②將三道汁合併一起，用小火煎熬至濃稠，加入白糖，調勻即可飲用。

用法用量：白開水沖服，每次飲用10克，每天飲用三次。

功　效：具有補肺、強心的效果，適合肺氣腫、肺心病患者食用，具有很好的輔助療效。

養生小語：經現代醫學研究證實，玉竹還有降血糖作用，還有潤澤皮膚、消散皮膚慢性炎症和治療跌傷扭傷的功效。

川貝鯉魚粥

材　料：中等大小的鯉魚1條，白米15克，川貝10克研磨成碎末，杜仲15克。

做　法：①鯉魚去鱗去雜洗淨，杜仲煎汁。

②將白米放入杜仲汁中，加入鯉魚一同煮熟，放入川貝末，調味料調味即可食用。

用法用量：可隨意服用。

功　效：具有溫腎納氣的療效，適合肺氣腫、肺心病患者食用。

養生小語：鯉魚和米醋是最佳飲食搭配：鯉魚有除濕消腫的功效，米醋也有利濕的功能，兩者同食，利濕效果更好。

溫馨提醒：

1、要多吃易於消化的軟爛食品，多吃蔬菜，最好每天吃一點洋蔥和大蒜。晨起服用一茶匙純的低溫壓縮橄欖油，能有效排除身體毒素。

2、避免食用容易產生氣體的食品。甘藍菜和豆類食品，食後容易產生脹氣，要避免食用。

3、盡量少吃鹽，辛辣食品也要少吃，肉、蛋、乳製品、加工食品、垃圾食物、白麵粉食品等都應少吃。

二、治療肺心病的常用藥膳食療方法如下：

蘇子粳米粥

材　料：粳米100克清洗乾淨，蘇子12克洗淨搗碎，冰糖適量。

做　法：將上述材料一起放入鍋內，旺火煮沸後轉用文火煮成粥。

用法用量：每天早晚溫熱服用。

功　效：具有健脾燥濕、化痰止咳的作用，十分適合肺心病患者食用，具有很好的輔助療效。

養生小語：蘇子有紫蘇和白蘇之分，紫蘇多為藥用，白蘇既可食用也可榨油。

牛肺糯米湯

材　料：牛肺150～200克，糯米適量，生薑汁15毫升。

做　法：①牛肺洗淨，倒入沸水汆去血污和腥臊，切成小塊，糯米淘洗乾淨。
②將牛肺和糯米一同放入鍋中用小火燜熟，放入生薑汁拌勻即可服用。

用法用量：隨量服用。

功　效：對於肺心病患者很有療效。

養生小語：牛肺味鹹，性平，有補肺止咳的作用，治肺虛咳嗽。與香菇同食是最佳食物搭配，牛肉是溫補性肉類；香菇富含核糖核酸、多醣等，易被人體消化和吸收。兩者搭配，適合胃弱者食用。

南杏核桃汁

材　料：南杏仁15克，核桃肉30克，生薑和蜂蜜適量。

做　法：①南杏仁搗碎，生薑適量洗淨榨汁，核桃肉搗爛。②將核桃仁、生薑汁南杏仁一起攪勻，加入蜂蜜燉服。

用法用量：隨量食用。

功　效：具有溫中化痰、補腎納氣的作用。適合肺心病患者食用。

養生小語：甜杏仁稱南杏，苦杏仁稱北杏。南杏性微溫，味苦、辛；北杏性微溫，味甘、辛。兩者均有止咳平喘的作用，南杏則長於補肺潤燥止咳喘；而北杏則長於宣降肺氣而止咳喘。

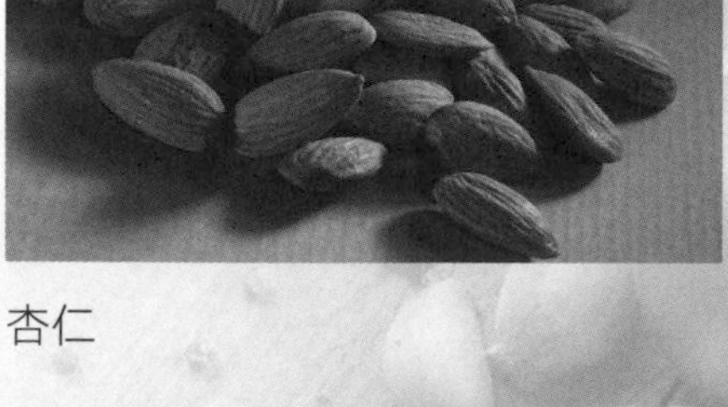
杏仁

瓜蔞芝麻煎

材　料：瓜蔞13克，生薑和黑芝麻各15克。

做　法：將三種材料用水煎汁服用。

用法用量：每天服用一劑。

功　效：具有潤肺清肺、溫中化痰的作用。對於老年性肺心病患者有明顯療效。

養生小語：食用瓜蔞籽，能提高肌體免疫功能，對離體絨癌細胞增殖和愛滋病毒具有強烈的抑制作用。同時還有瘦身美容之功效。

溫馨提醒：

肺心病患者的飲食禁忌：

1、戒菸戒烈酒。吸菸能增加肺心病患者的心臟負擔，刺激器官致使咳嗽加劇，加重病情。烈酒容易引起肺心病患者心悸等症狀發生。

2、不要飲用咖啡和濃茶，以免刺激人體導致興奮、心跳加快，增加心肌的耗氧量，影響患者休息。

3、控制食鹽的攝取量。肺心病人的右心室肥大，攝取鹽分過多會加重右心負擔，加重肺心病患者的病情。

4、少吃辛辣食品和油炸油膩食品，不要吃腥羶發物（容易誘發疾病的食品），比如橡皮魚、黃魚、帶魚、鰻魚、黑魚、蝦、蟹等。

5、不要吃生冷寒涼的食品。

第五節 肺炎的食療方法

由病毒或者有害細菌引起的急性肺細胞發炎，稱之為肺炎。肺炎的具體表現症狀為呼吸急促，發高燒，長時間乾咳，有些患者還有單邊胸痛、深呼吸胸痛和咳嗽胸痛，有小量痰或大量痰，某些患者痰液中含有血絲。

肺炎分為病毒性肺炎和細菌性肺炎，細菌性肺炎使用適當的抗生素治療後，一般一星期到十天都可痊癒。病毒性肺炎的病情相比較輕，一般在六、七天內可自癒。

肺炎常用的藥膳食療方法如下：

蘆花桑菊茶

材　料：乾品蘆根30克（新鮮蘆根60克），杏仁6克，金銀花21克，桑葉和菊花各9克，蜂蜜適量。

做　法：將蘆根等五味藥材煎汁後濾渣取汁，加入蜂蜜攪拌均勻即可食用。

用法用量：可代茶飲。

功　效：具有清肺熱的作用。適合肺炎患者飲用。

養生小語：採集金銀花，需在晴天清晨露水剛乾時摘取，並即時晾曬或陰乾，這樣藥效才佳。

馬齒莧米粥

材　料：粳米50克，馬齒莧30克。

做　法：粳米淘洗乾淨，馬齒莧洗淨切碎，一同煮粥。

用法用量：每天服一兩次。

功　效：具有清熱、涼血、解毒的作用，能有效抑制多種細菌，做為肺炎的輔助治療，效果顯著。

養生小語：馬齒莧對大腸桿菌、痢疾桿菌、傷寒桿菌等均有較強的抑制作用，特別是對痢疾桿菌的作用很強，所以馬齒菜適宜患有急、慢性痢疾、腸炎患者食用。

當歸羊肉粥

材　料：羊肉100克，白米50克，當歸15克，生薑50克。

做　法：①羊肉洗淨，倒入開水氽去血污和腥臊，切片。
②白米淘洗乾淨，當歸洗淨煎汁，生薑洗淨切片。
③羊肉、白米和薑片一同煮粥，等到粥快要熟的時候加入當歸汁，攪勻煮沸即可。

用法用量：早、晚飯前用。

功　效：具有養肺平喘、增熱抗寒的功效，適合肺炎患者食用。

養生小語：此粥在春、夏兩季不宜食用。

石蘆金銀粥

材　料： 粳米100克淘洗乾淨，冰糖30克，竹茹9克，生石膏、蘆根、魚腥草和金銀花各30克。

做　法： 將上述中藥材煎汁濾渣，粳米放入藥液中加水適量煮粥，放入冰糖攪勻後即可。

用法用量： 分兩次服用。

功　效： 具有清熱養肺的良好功效。適合肺炎患者食用。

養生小語： 生嚼魚腥草根莖，能緩解冠心病的心絞痛。

溫馨提醒：

肺炎患者的飲食禁忌：

1、不要吃油炸油膩食品和生冷瓜果，多吃易於消化的發酵麵食。

2、不要吃辛辣刺激性食品。

3、忌用能夠引起人體精神與奮的飲食，比如咖啡和濃茶等。

4、肺炎患者要少吃下列食品：蘿蔔、海蜇、橘子、烏梅、龍眼肉、鱭魚、柑、櫻桃、白果、胡椒、狼肉、鳧肉、龍眼肉、酒、白糖。

第六節 肺結核的食療方法

肺結核俗稱「肺癆」，是結核病菌侵入肺部而導致的一種傳染病。主要發病症狀為食慾不振、低熱乏力、盜汗、體重減輕、咳嗽以及少量咳血。大多數肺結核病患者沒有明顯症狀，需要經過檢查後才能發現。肺結核多發於15歲到35歲的青少年。

肺結核的膳食食療方法如下：

銀耳豆漿

材　料：銀耳3個，豆漿500克，雞蛋1顆，白糖適量。

做　法：①銀耳泡發洗淨，雞蛋打破攪勻。

②將豆漿和銀耳同煮，煮沸時放進雞蛋，加白糖即可。

用法用量：每天一次，連續服用半個月。

功　效：對於結核病有良好的輔助療效。

養生小語：豆漿裡有5種抗癌物質，特別是異黃酮專門預防、治療乳腺癌、直腸癌、結腸癌。

黃精淮山粥

材　料：黃精、淮山和百合各30克。

做　法：一同煮粥。

用法用量：每天一次。

功　效：具有補肺健脾的作用，適合肺結核病人食用。

養生小語：黃精粗製液，對足癬、腰癬都有一定療效，尤以對足癬的水皰型及糜爛型療效最佳。

黃精米粥

材　料：粳米100克，黃精30克，白糖適量。

做　法：①粳米淘洗乾淨，黃精煎濃汁。

②將粳米放進黃精汁液中，加適量水煮粥，粥成後加入白糖即可。

用法用量：隨量食用。

功　效：對於肺結核咳血症狀有療效，同時適合乾咳無痰、身體疲倦無力、脾胃虛弱、食慾不佳等症狀。

養生小語：取黃精經蒸曬乾燥，洗淨，切碎，加水5倍，用文火煎熬24小時，濾去渣，再將濾液用文火煎熬，不斷攪拌，待熬成浸膏狀，冷卻，裝瓶備用。可以治療肺結核。

草汁沖雞蛋

材　料：雞蛋1顆，魚腥草50克。
做　法：雞打破攪勻，魚腥草煎濃汁，用滾開的魚腥草汁液沖服生雞蛋。
用法用量：一天一劑，連用半個月。
功　效：對於肺結核患者咳膿血臭痰有良好的輔助療效。
養生小語：魚腥草微寒，肺癰宜服，燻洗痔瘡，可以消腫解毒。

蚤休燉豬肺

材　料：豬肺1個，蚤休60克，食鹽適量。
做　法：①豬肺洗淨，倒入開水汆去腥臊，切碎。
②將豬肺和蚤休一起文火燉爛，放入食鹽調味即可。
用法用量：吃肉喝湯，兩三天吃完。
功　效：對於肺結核所引起的久咳、喘息、痰多等症狀有療效。
養生小語：蚤休味苦辛，性寒，有毒。如果發生中毒現象，解救之法是：用甘草五錢先煎水，後與白米醋、生薑汁各二兩混和，一半含漱，一半內服。

粳米沙參粥

材　　料：粳米50克，北沙參15克，冰糖適量。

做　　法：①粳米淘洗乾淨，北沙參搗碎。②將粳米和北沙參放入砂鍋，添加冰糖，加水500毫升。③將粥煮爛熟，湯上面浮上一層油為宜。

用法用量：分早晚兩次溫服。

功　　效：適合肺結核患者服用。

養生小語：北沙參滋陰作用較強，南沙參滋陰效力較弱而兼有祛痰作用。因而肺臟有病，出現咳嗽，乾咳無痰者，多用南沙參；胃腑有病，表現津液缺少，口乾舌燥，口渴者，常用北沙參。

耆豆燉紅棗

材　　料：紅棗10顆，黃耆黑豆各30克。

做　　法：一同放入砂鍋煮至湯水將乾。

用法用量：分為早晚兩次服用。

功　　效：對於肺結核引起的盜汗症狀有明顯療效。

養生小語：紅棗中含量豐富的環磷酸腺苷、兒茶酸具有獨特的防癌降壓

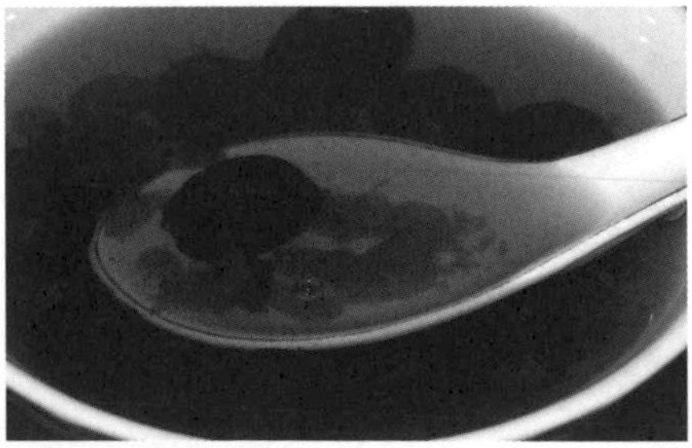

耆豆燉紅棗

功效，故紅棗是極佳的營養滋補品。

花生豬肺湯

材　料：豬肺一個，花生米100克，黃酒兩匙。

做　法：①豬肺洗淨，倒入開水汆去腥臊後切塊。
②花生米洗淨和豬肺一同入鍋，小火慢燉一個小時。
③撇去浮沫，加入黃酒兩匙，再用小火燉一個小時即可。

用法用量：每天吃兩次，每次吃一大碗，吃肉喝湯吃花生米。

功　效：對於肺燥咳嗽帶血症狀的肺結核有明顯療效。

養生小語：花生在地裡生長時，其外殼多被病菌或寄生蟲卵污染，生食時很容易受其感染而患各種疾病。

地骨皮燉老鴨

材　料：老鴨1隻，地骨皮20克，生薑3片，食鹽、雞粉、蔥等調味料各適量。

做　法：①老鴨去毛去內臟洗淨，用開水汆去血污再用清水洗淨。
②地骨皮和生薑用紗布包好。
③將上述材料一起入鍋加清水適量煮燉，老鴨熟後去藥包，加入調味即可食用。

用法用量：隨量食用。

功　　效：具有滋陰潤肺，涼血止咳的功效，對於肺結核肺陰虧損，手心足心發燒、乾咳、咳聲短促、痰中有時帶血等症狀有很好的輔助治療效果。

養生小語：用老而肥大之鴨同海參燉食，具有很大的滋補功效，燉出的鴨汁，善補五臟之陰和虛癆之熱。

白芨童子雞

材　　料：中等大小的童子雞1隻，白芨、天冬、炙百部、蜜百合、貝母各30克。

做　　法：①童子雞去毛去內臟洗淨，用開水汆去血污後再洗淨。

②中藥用紗布包好，放入雞肚子中。

③將童子雞入鍋燉煮，雞熟後去除藥包。

用法用量：食肉喝湯，每星期吃一次，三個月為一個療程，連續食用兩三個療程。

功　　效：具有補肺養精的作用，適合肺結核患者食用。

養生小語：雞肉對營養不良、畏寒怕冷、乏力疲勞、月經不調、貧血、虛弱等有很好的食療作用。可以發揮溫中益氣、補虛填精、健脾胃、活血脈、強筋骨的功效。

鮮菇乳鴿

材　料： 香菇30克，乳鴿2隻，枸杞10克，淮山100克，銀杏100克。薑片、料酒、蔥段、精鹽和雞粉等適量。

做　法： ①乳鴿去毛去內臟去爪子去翼尖，洗淨後倒入開水焯掉血污。

②將上述材料一起放入砂鍋中，加入薑片、料酒、蔥段、精鹽和雞粉等調味。

③小火慢燉兩小時，去掉蔥薑即可。

用法用量： 食肉喝湯，隨量食用。

功　效： 具有益精補虛，潤肺降火的作用，對於肺結核所引起的乾咳少痰、手心足心發燒以及顴紅目赤等症狀有明顯療效。

養生小語： 香菇菌蓋部分含有雙鏈結構的核糖核酸，進入人體後，會產生具有抗癌作用的干擾素。

芭蕉豬肺湯

材　料： 芭蕉花60克，豬肺250克，生薑3片，調味料適量。

做　法： ①豬肺放入清水中煮沸後撇去浮沫，放入芭蕉花、生薑及調味料。

②煮至豬肺爛熟後，即可放入食鹽雞粉調味服用。

用法用量： 隨量服用。

功　效：具有滋陰清熱，清津降火的作用，對於肺結核有明顯的治療效果。

養生小語：芭蕉花味甘淡、微辛，性涼。具有化痰軟堅，平肝，和瘀，通經的功效。凡火旺泄精、陰虛水乏、小便不利、口舌乾燥者皆禁用。

飲食禁忌：芭蕉花忌魚、羊肉、生冷食品、蛋、蒜。

燕窩豬肝

材　料：燕窩10克，豬肝150克，蟲草5克，豬油、蔥、薑、花椒適量。

做　法：①燕窩泡發洗淨，豬肝洗淨切片。

②鍋內清水煮沸後，放入豬油適量和蔥、薑、花椒。

③煮沸後放入豬肝、燕窩和蟲草，熟後放入雞粉和食鹽調味即可食用。

用法用量：每天服用一劑。

功　效：具有養陰潤肺的作用，適用於肺結核患者。

養生小語：燕窩的性質較平淡，既不促熱，也不滋陰，由於對皮膚有益，皮膚又和肺相表裡，所以比較適合肺部有疾患的人。

溫馨提醒：

肺結核病人的飲食禁忌：

肺結核病人只要注意飲食平衡和營養搭配，一般情況下不需要忌口。但是肺結核病人在化療期間，需要進食高蛋白質、高燒量和富含維生素微量元素的食品。值得注意的是，肺結核病人在選取高營養食品的同時，注意要選擇清淡食品，不要食用過多甘肥油膩的飲食。

1、適合肺結核病人在化療期間進食的食品有：蛋類、乳品、瘦肉、老母雞、蜂蜜、花生、蓮子、百合、紅棗、栗、梨、柿、芝麻、橘、青菜、冬瓜、藕、蕃茄、胡蘿蔔、蘿蔔、豆類、豆製品、鰻魚、鱉、烏龜、黑魚、鴨蛋、鴨、銀耳、甘蔗、菱、黑木耳、海蜇皮、淮山、豆漿、香蕉、梨、西瓜等。

2、辛辣食品，能誘發痰液的生成和體內火氣，所以要少吃或者不吃，比如蔥、韭、洋蔥、辣椒、胡椒、薑、八角及油煎和乾燒等品。

3、從烹飪手法而言，肺結核患者更宜食用蒸、煮、燉、燙等烹飪方法做成的食品，而不宜食用煎、炸、爆、燴、炙、炒等烹飪方法做成的食品。

4、肺結核患者在服用一些抗結核藥的時候，不要食用以下食品：茄子、菠菜、牛奶和某些魚類（包括無鱗類的魚、不新鮮的海魚和淡水魚。無鱗魚包括鮪魚、鯖魚、馬條魚、竹莢魚、魷魚、沙丁魚等；不新鮮的海魚如帶魚、黃花魚等；淡水魚如鯉魚等）。

國家圖書館出版品預行編目資料

舌尖上的藥方／陳詠德著.
——第一版——臺北市：知青頻道出版；
紅螞蟻圖書發行，2014.2
面；公分——(Health experts；11)
ISBN 978-986-6030-94-9（平裝）

1.藥膳

413.98　　103000598

Health experts 11

舌尖上的藥方

作　　者／陳詠德
發 行 人／賴秀珍
總 編 輯／何南輝
美術構成／Chris' office
校　　對／周英嬌、楊安妮、朱慧蒨
出　　版／知青頻道出版有限公司
發　　行／紅螞蟻圖書有限公司
地　　址／台北市內湖區舊宗路二段121巷19號（紅螞蟻資訊大樓）
網　　站／www.e-redant.com
郵撥帳號／1604621-1　紅螞蟻圖書有限公司
電　　話／(02)2795-3656（代表號）
傳　　真／(02)2795-4100
登 記 證／局版北市業字第796號
法律顧問／許晏賓律師
印 刷 廠／卡樂彩色製版印刷有限公司
出版日期／2014年 2月　第一版第一刷

定價 320 元　港幣 107 元

ISBN　978-986-6030-94-9　　Printed in Taiwan